本书受到"十三五"军队重点学科"陆军卫生勤务"以及国家科技部第二次青藏高原综合科学考察研究专题（2019QZKK0607）项目的资助

西藏医学地理学

XIZANG
YIXUE DILIXUE

罗勇军 ◎ 主编

陈 郁 谭 超 ◎ 副主编

U0390730

重庆大学出版社

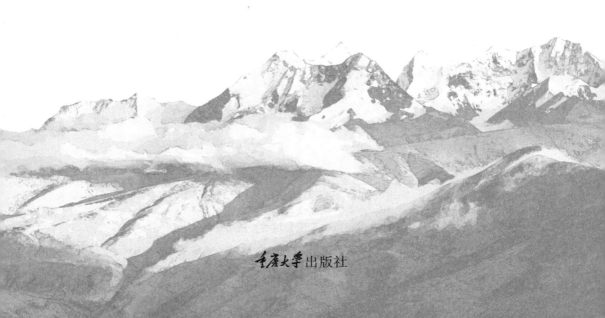

图书在版编目（CIP）数据

西藏医学地理学 / 罗勇军主编. -- 重庆：重庆大
学出版社, 2023.1
ISBN 978-7-5689-3665-1

Ⅰ．①西…　Ⅱ．①罗…　Ⅲ．①医学地理学－西藏
Ⅳ．①R188

中国版本图书馆CIP数据核字（2022）第236818号

西藏医学地理学

罗勇军　主编

陈郁　谭超　副主编

策划编辑：胡　斌

责任编辑：胡　斌　　版式设计：胡　斌
责任校对：关德强　　责任印制：张　策

*

重庆大学出版社出版发行
出版人：饶帮华
社址：重庆市沙坪坝区大学城西路21号
邮编：401331
电话：（023）88617190　88617185（中小学）
传真：（023）88617186　88617166
网址：http://www.cqup.com.cn
邮箱：fxk@cqup.com.cn（营销中心）
全国新华书店经销
重庆天旭印务有限责任公司印刷

*

开本：720mm×1020mm　1/16　印张：13.75　字数：218千
2023年1月第1版　　2023年1月第1次印刷
ISBN 978-7-5689-3665-1　定价：88.40元

·主编·

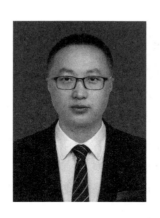

罗勇军，教授，博士生导师(军事后勤学、公共管理)，陆军军医大学军事医学地理学教研室主任，学科带头人，主要从事时空大数据挖掘与战略管理、卫生应急管理与智能决策等交叉学科研究。军队生物安全战略智库专家（2022）、大学红医名师（2022）、学科领军人才（陆军"十四五"学科专业项目名师和战团建设）（2022）、陆军战场建设专家库成员（2021）、陆军军医大学优秀教学团队带头人（2021）、陆军军医大学"四有"优秀军官（2020，2021）、陆军科技英才（2020），享受军队优秀专业技术人才岗位津贴Ⅱ类(2020)，中国地理学会"优秀抗疫防疫集体(团队)"带头人(2020)、中国生理学会应用生理学专业委员会理事（2019）、中国地理学会健康地理专委会副主任委员（2019）、陆军军医大学优秀教师（2019）、陆军军医大学教学标兵（2016）、第三批重庆市学术技术带头人后备人选（2019），荣立个人三等功1次。负责国家重点研发计划项目、国家自然基金、军队重点等各类课题30余项；承担指令性任务10余份，受到各上级机关的采纳；主编、副主编专（译）著30余部；发表SCI论文40余篇，单篇论文最高影响因子34.915分，中文论文150余篇；获国家发明专利10项。

西藏医学地理学

主　编　罗勇军

副主编　陈　郁　谭　超

参编人员（以拼音为序）

陈　郁　陆军军医大学陆军卫勤训练基地

陈兴书　陆军军医大学陆军卫勤训练基地

代加燕　陆军军医大学陆军卫勤训练基地

韩　潇　陆军军医大学第二附属医院

何　威　中部战区总医院综合科

刘　俊　陆军军医大学第二附属医院

刘　昆　空军军医大学预防医学系

罗勇军　陆军军医大学陆军卫勤训练基地

马影影　陆军军医大学第二附属医院

邵中军　空军军医大学军事预防医学系

谭　超　陆军军医大学陆军卫勤训练基地

唐才智　陆军军医大学陆军卫勤训练基地

王超臣　中部战区总医院综合科

王菲菲　陆军军医大学医学心理系

王买红　陆军军医大学第二附属医院

郗笃刚　31009 部队

肖　斌　陆军军医大学陆军卫勤训练基地

杨国愉　陆军军医大学医学心理系

余　漩　陆军军医大学陆军卫勤训练基地

张　诚　陆军军医大学第二附属医院

张　戎　陆军军医大学陆军特色医学中心

主　审　杨林生　中国科学院地理科学与资源研究所

·序·

《黄帝内经》一书中提出医家不但要精多尪（中医医术），而且要"上知天文，下知地理，中知人事"，"地理"是指不同的地理环境，《黄帝内经·素问·异法方宜论》中指出不同的地理环境产生不同的疾病类型。《吕氏春秋·尽数》中也明确记载了几种地方病，如"轻水所，多秃与瘿人；重水所，多尰与躄人；甘水所，多好与美人；辛水所，多疽与痤人；苦水所，多尪与伛人"。

西藏位于号称"世界屋脊"（平均海拔 4 000 m 以上）、地球"第三极"的青藏高原，对其特殊的高原低氧环境作医学地理学的研究已引起世界性的关注，特殊的低氧环境引起的高原病高发、脆弱的生态环境引发的高原灾害、特有动物带来的传染病，以及高原地区大骨节病、氟中毒等地方病高发，对人体健康和人类活动有着诸多特殊影响和限制。2019 年开展的第二次青藏高原综合科学考察研究，对揭示青藏高原环境变化机理，优化生态安全屏障体系，以及推动青藏高原可持续发展，推进国家生态文明建设，促进全球生态环境保护都将产生十分重要的影响。

《西藏医学地理学》一书既是军队"双重"学科建设项目，又是第二次青藏高原综合科学考察研究的项目成果。本书立足于西藏地区独特的地理环境，从健康地理的角度出发，结合第二次青藏高原综合科学考察研究的最新成果以及近年来军队在高原医学取得的新进展、新成果，对西藏地理环境与高原病、西藏地理环境与传染病、西藏生物地球化学性疾病、西藏地理环境与灾害，以及西藏地理环境与心理卫生进行了阐述，深入浅出地剖析医学问题，整体结构条理清晰、逻辑清楚，语言表达言简意赅、通俗易懂，是一本值得推荐的好书，可为临床医学与预防医学等相关学科研究人员、高等院校相关专业师生，以及高原久居人群和短期旅游人群健康保健提供参考。

中国科学院地理科学与资源研究所　中国地理学学会健康地理专委会主任委员

杨林生

目 录
CONTENTS

·第一章　绪　论·

第一节　地理学

事物在时间中存在形成了历史，现象在空间中存在形成了地理，于是历史和地理成为人类认识世界的两个重要视角。20世纪以来，全球人口、资源、环境、疾病等诸多问题日益严峻，人类的可持续发展面临着极大的挑战，可持续发展的综合性和复杂性成为摆在人类面前的重大难题，由于地理学在自然科学和人文科学方面研究的综合性和区域性，使其理论、方法和技术在科学解决人类可持续发展等重大综合性问题方面发挥着巨大作用。

一、地理学发展概况

地理学是研究地理要素和地理综合体的空间分布规律、时间演变过程和区域特征，是研究人地关系的学科。地理学具有综合性、交叉性特点，其研究内容是地球表层人与环境相互作用的机理，研究过程需要耦合自然要素和人文要素，因此地理学是"探索自然规律，昭示人文精华"的一门学科。

吴传钧教授认为，地理学的根本任务在于认识和保护地球表层环境、合理开发利用资源、协调人与自然的关系、谋求社会可持续发展，其研究核心是"人地关系地域系统"。其中"人地关系"凝聚了地理学"环境变化""景观""发展""风险"等人类—环境地理学的关键概念,而"地域系统"凝聚了"空间""时间""全球化""区域和地方""尺度""系统"等空间—分布地理学的关键概念,这一观点的提出较全面地阐述了地理学科学研究的内涵。

地理学形成并迅速发展壮大经历了古典地理学时期、地理学研究对象确立时期、地理学研究对象深化时期和人地关系地域系统研究时期四个阶段。

(一)古典地理学时期

19世纪上半叶之前,天文、地理、历史、文学等交织在一起,地理学科并没有独立出来,严格意义上的地理学家也就不存在。正是看到了对客观存在事物进行观察的重要性以及走出去观察的必要性,柏拉图和亚里士多德分别提出了地理环境研究的经典方法——演绎法和归纳法,同时确立了数学和文学两个地理学基本传统。美国的Jeffrey Martin称这一时期为地理学的古典时期。

虽然这一时期的科学家丰富了地理学知识,为地理学思想的发展创造了沃土,但地理学学科尚未建立,研究对象也就无从谈起。当时欧洲航海事业兴起为这一时期的地理学留下了深深的烙印,航海的需要使地理学家对开拓新航线、寻找新大陆、绘制精确的海岸线以及地图产生了浓厚的兴趣。当时,地理学家注重的只是从考察、实际测量,或旅行者口述及文学作品中获取地理知识,因此地理知识也更倾向于实用目的。正如Jeffrey Martin所说,古典地理学时期,甚至追溯到人类学术史初期,"地理学研究的目的在于与人类居住地及人地关系相关的、实用的、符合逻辑的知识"。正是受这种"实用主义"的影响,在这一时期很少有地理学家对地理学研究对象进行研究。

虽然在这一时期没有确立地理学的研究对象,科学家们对地理环境的探索却从未停止,对地理环境的认识也有了长足发展。16世纪欧洲文艺复兴中各种科学思想的发展,使人们逐渐冲破了中世纪以来宗教统治对思想的束缚,地理学研究也萌发了勃勃生机。特别是从17世纪后半叶开始,学科分化加剧,学科领域向多样化发展,研究也更加精细化。在这个大背景下,B. Varenius提出不仅要进行以地理抽象概念和普遍规律为主要内容的地理学科学基本理论研究,而且要将科学基本理论研究与特定区域地理研究联系起来,并提出专门地理学的意义在于用地理学抽象概念和普遍规律研究解释特定地区的地理特点。因此他提出了"专门地理"和"普通地理"的概念，进一步将地理学基本理论研究和特定区域地理区分开来。这种思想在接下来很长一段时间的地理学研究中占据主导地位；同时，B. Varenius 的著作《普通地理学》（1650 年）也成为这一阶段地理学领域的标准教材。直至 18 世纪后半叶以后，在地理学研究逐渐深入的基础上，德国的 Alexander von Humboldt 和 Karl Ritter 提出地理学是研究人地关系，是研究各地理要素与人类之间内在联系的学科，提出了对地理学研究对象的探索，这标志着经典地理学时期的结束，地理学研究进入了对地理学研究对象进行探索的时期。

（二）地理学研究对象确立时期

鉴于地理学的快速发展及其重要性，19 世纪下半叶，德国大学开始在高级课程中设立地理学，并取得了良好效果，其他国家也纷纷效仿。这使地理学家认识到建立地理学学科理论体系的紧迫性，地理学研究对象确立的重要性日益凸显。正是众多地理学家对地理学研究对象的探索，产生和发展出了新地理学。

德国地质学家 Ferdinand von Richthofen 将新地理学引入德国大学，这一突出贡献使其成为新地理学研究的领军人物，同时也确立了德国在新地理学研究中始发的重要地位。作为最先陈述地理学研究方法和研究领域的重要人物，Ferdinand von Richthofen 将 B. Varenius 提出的"专门地理学"和"普通地理学"进行了综合，认为"基本理论的研究要建立在以描述和寻找规律，提出解释特征假说的特征描述之上"，因此地理学是研究具体的地理事物和地理规律的科学，同时还是研究区域差异的科学。另外，他提出了地理学研究的具体对象，他认为，地理学是研究包括大气圈、水圈、岩石圈和生物圈相接触地方在内的地球表面，并以研究人与地球以及生物特征之间关系为最高目标的科学；他还指出，地理学与其他学科最大的不同在于对地球表面各种存在联系的现象分布的研究。

Ferdinand von Richthofen 对地理学的研究为世界地理学研究模式确定了框

架。随着地理学研究的进一步深入，人类活动成为地理学研究不可规避的研究对象，于是德国的 Friedrich Ratzel 提出人文地理学概念并进行了研究。由于一些学者认为将没有规律可以描述的人类群体行为加入地理学研究破坏了可以得出精确规律的自然科学研究体系，人文地理学概念一开始遭到一些学者的反对，但是越来越多的以人文地理为研究对象的研究成果进一步巩固了人文地理学在地理学中的地位。

法国的 Paul Vidal de la Blache 认为地理学是研究"地面相关现象的因果关系和'或然论'或'可能论'的人地关系学说"；另外，Alfred Hettner 以"人类与周围自然、有机环境之间的关系"为主题的研究，明确了人类在地理学研究中不可或缺的地位。除此之外，Wimmer 和 Otto Schlüter 从人类主观感受出发发展出地理景观学，Otto Schlüter 又将地理景观学分为未曾受到人类活动影响的原始景观和人类所建立的文化景观，进一步揭示了地理学研究中人文地理研究的重要性。至此，地理学研究形成人文地理和自然地理"两条腿走路"的局面。

随着人类社会的发展，地理学研究走向深入并逐渐细化，地理学的学科建设也丰富起来。人文地理学、历史地理学、海洋地理学、经济地理学、工业地理学、农业地理学等部门地理学迅速发展，政治地理学、地图学等也在战争中建立并得到发展。

（三）地理学研究对象深化时期

在 Ferdinand von Richthofen 等对地理学研究对象研究的基础上，地理学研究对象得到不断发展和细化，研究领域也得到进一步拓展和深入，地理学发展出了更多的分支。学科领域的拓展还促进了学科间的交叉，第二次世界大战后出现的文化和社会问题也得到地理学研究人员的关注。人文地理学方面，在经济学研究的基础上，对教育、福利和休闲等问题的研究拓展出了女权主义地理学。地理学的现实应用方面，研究领域除了包括与人类生产生活密切相关的气候变化、水平衡、土壤等方面，还包括与人类未来发展相关的城市地理学、人口地理学等。由于全球工业的高速发展和人口的快速增长，地球生态环境面临巨大的挑战，因此从 20 世纪末，生态学开始成为地理学研究的重点，其中全球尺度和地方尺度的生态学成为地理学家研究的热点。

在地理学研究理论和研究对象不断拓展的同时，地理学研究的认识论和方法论也得到进一步更新。地理学认识论和方法论革命发生于 20 世纪 60 年代的理论革命和计量革命。在同一时期 David Harvey 出版的《地理学中的解释》（1969 年）一书促进了计量和建立模型在地理学研究中的应用。除此之外，技术革命也为地理学研究提供了更多的选择，如遥感、地理信息系统、虚拟现实等空间分析和探测技术。

（四）人地关系地域系统研究时期

20 世纪末以来，地理学研究对象更趋于精细化，其中空间分析相关内容越来越被重视。我国地理学家吴传钧院士进一步明确了我国地理学研究的方向和核心内容，形成了以人地关系和地域系统为主要研究对象，以地球表层要素间相互作用、空间分异格局及其变化过程、人地关系为核心，以区域研究为特色的地理学。

地理学研究的主要内容是地球表层系统的变化，包括地球陆地表层中各要素间相互作用、空间分异格局及其变化过程等。我国大多数学者认为地理学应定义为研究地球陆地表层空间系统的科学。地球表层主要指由大气圈、水圈、岩石圈、生物圈交汇而成的对流层顶到地壳上部的空间范围；垂直尺度在数十千米内的范围是与人类生存和发展密切相关的，在 1 km 垂直尺度内，人类活动最为强烈；地表过程最为活跃的土壤层、风化壳、各种水体表面活跃层、近地表的大气边界层等区域是地理学研究最集中的空间范围。

人类作为地球陆地表层重要的组成部分，在追求生存和发展中无不体现着人类适应地理环境、改造地理环境的过程。这种独特的人地关系是一类特殊的地表事物，在空间上表现出明显差异，集中体现在城市和乡村、山区和平原、热带和温带、沿海和内地等方面的巨大差异。美国的 William Pattism 提出地理学研究包括：地球科学传统、人地关系传统、区域研究传统和空间传统四种传统。其中，人地关系传统一直占据着主导地位。所以，人地关系是地理学研究的关键，但它不是地理学的全部。

综合性是地理学研究的主要特征，通过研究要素的多样化来体现。20 世纪 60 年代，黄秉维等我国老一辈地理学家就认为综合是地理学的生存之本，但肤浅的综合站不住脚，必须有分科的深入研究，于是提出了"开展地理环境中的物理、化学和生物过程研究，加以综合"。Jolly 将系统理论引入地理学研究，使地理学的研究更加具有整体性和综合性。目前，地理学涵盖了人类生产生活的绝大多数领域，促进了与相关学科的交叉融合；研究要素包括自然的和人文的、有形的和无形的、具体的和抽象的地表事物，不仅有静态的地表事物，还涵盖了动态变化的地表事物。正是地理学的综合性，可以帮助我们认识地球表层系统的过去、现状和未来，把握其变化的脉搏，应对各种区域性和全球性危机。

中国地大物博，人口众多，地理环境复杂多样，在科技高速发展和社会经济转型的同时，面临着许多重大现实问题，各种矛盾表现突出。人与自然的矛盾、城乡矛盾、区域矛盾、经济增长与社会公平的矛盾，所有这些矛盾和动态，都可以从地理学视角上来认识并寻找解决途径。掌握和运用地理学研究的特点，研究和分析中国地理的时空分异规律，探索中国人地系统演变机制，为未来一定时期中国地理的情景做出科学预测，对中国可持续发展有着极为重要的实践价值。

二、地理学的学科分支

地理学由自然地理学、人文地理学和地理信息系统 3 个二级学科组成。每一个二级学科在社会发展中都有广泛的应用，这也使地理学成为一门重要的基础学科。

地理学最大的特点就是综合，每个学科分支也在综合中不断发展。自然地理学主要研究自然地理环境的特征、结构及其地域分异规律的形成和演化。人文地理学主要研究人类在改造自然和适应自然过程中与空间、环境之间的关系。地理信息系统主要研究如何运用计算机建模和模拟技术对地理学进行科学记录、分析、预测，以指导地理学的发展和应用。

（一）自然地理学

自然地理学是发展历史最为久远的地理学分支学科，也是地理学进行综合研究的基础。随着时代的发展和研究的深入，自然地理学研究的主题已逐渐由传统的单一自然要素、自然地理格局研究向格局与过程耦合、可持续发展议题深化，研究方法趋于综合性和定量化，形成微观过程机理与宏观格局相结合的特点，这主要表现在自然地理过程综合、陆地表层系统集成、陆海相互作用和区域生态与环境管理应用等方面。

1.研究内容

自然地理环境是自然地理学的研究对象。自然地理环境是指地球表面一个特殊的圈层，而岩石圈、水圈、大气圈、生物圈在这个具有一定厚度的圈层中发生着相互影响和相互渗透的作用。这个圈层较其他圈层的特殊性在于其形成需要太阳辐射能、地球内能和生物能等因素的共同作用，同时在这个圈层范围内稳定地存在着相互影响、相互渗透的各种固体、液体、气体状态的物质。正是自然地理环境的特殊性使其成为生物圈发展壮大的必备条件，也只有在这个条件下，生物才能不断成长和繁衍，人类才能进行生产、生活并不断发展。

研究自然地理环境的目的是认识地球自然环境怎样成为人类活动的基础并受人类活动的影响。由此，自然地理环境分为天然环境和人为环境。只要原有自然状态没有发生明显变化，即使受到人类间接或轻微的影响也属于天然环境；人为环境则是受到人类的直接影响和改造，自然状态发生重大改变的自然地理环境。

在自然地理研究中，自然地理过程综合、陆地表层系统集成、陆海相互作用、区域生态与环境管理应用等都有不可或缺的作用。自然地理学的综合研究基础是自然地理过程研究，自然要素与人文要素交叉融合主要体现在陆地表层系统集成与陆海相互作用研究，而区域生态与环境管理应用则是自然地理学面向国家和区域重大战略需求和决策应用的重要体现。

自然地理学中，人类总是研究的重点。自然地理过程综合与深化受到人类活动的深刻影响，而人类活动也是揭示自然地理结构与过程特征和变化规律不可或缺的一部分；另外，人地关系是陆地表层系统集成研究的核心，强调人文过程和自然过程的有机结合；在陆海相互作用中海岸带地貌过程、生态过程在人类活动的影响下同样发生着生态系统结构与功能及生态系统服务的变化；同时，在区域生态和环境管理中，同样以人类发展面临的环境、资源利用和可持续发展等重大挑战为研究对象。

因此，自然地理学中人地系统前沿研究为可持续人地系统要素关联、人地系统承载力预警、全球综合风险系统应对、食物—能源—水综合可持续利用、全球环境污染与人类健康等方面作出了基础性贡献，为全球和区域资源环境问题的治理提供了重要决策依据。

2. 自然地理学学科分支

自然地理学研究的深入使其研究内容不断拓展，不断与其他学科发生交叉和融合，进而产生了自然地理学众多的分支学科。根据研究对象和研究特点可以分为环境地理学、综合自然地理学、部门自然地理学等。

2.1 环境地理学

环境地理学是自然地理学的核心部分，是以人类与地理环境关系为研究对象的学科。该学科通过对自然规律的探索，研究地理环境发生和发展、组成和结构、改造和利用等内容，服务于人类生存和可持续发展。环境地理学的研究与人类息息相关，研究成果应用于人类生活的方方面面，包括人类居住地规划建设、农副业生产、水利、气象气候等。根据国民经济部门不同，又可将环境地理学分为农业地理学、工业地理学、交通运输地理学、商业地理学、部门经济地理学等。

2.2 综合自然地理学

综合自然地理学是自然地理学的重要分支，是对自然地理环境整体的自然特征进行系统综合研究的学科。它包括综合自然区划研究、土地类型研究和自然综合过程研究等部分。主要通过阐明自然环境动态的发展规律、各种自然区划和土地类型综合特征，研究人为环境形成机制、变化和发展趋势，研究自然地理环境各要素之间的影响和相互关系等来促进学科的发展。综合自然地理学不仅对国家经济建设发展具有重要意义，而且通过不断发展充实古地理学、综合自然区划、景观学和土地科学、现代自然地理过程、区域自然地理等领域，使综合自然地理学成为一门重要的学科。

2.3 部门自然地理学

部门自然地理学的研究对象是自然地理各组成要素，通过阐明各要素的类型、特征、过程及与其他要素相互作用关系与结果来研究地理环境各个要素的结构、分布、发展变化规律及人类影响的地理学分支学科。部门自然地理学包括地貌学、气候学、水文地理学、土壤地理学、植物区系与植物地理学、动物地理学、部门化学地理学、医学地理学等。

2.4 自然地理学其他学科分支

自然地理学中还有一类分支学科是以独特的自然综合体或自然地理环境的某一方面为研究对象，包括冰川学、冻土学、化学地理学、海洋地理学、荒漠学、河流学、沼泽学等。

3. 自然地理学的发展

当前我国社会经济发展迅猛，人民群众对美好生活的向往更加强烈，对未来全球和人居环境的变化也保持关注，这直接推动了自然地理学的发展。对资源环境问题的全球性关注和我国可持续发展面临的重大问题，催生了对自然地理学研究的更高要求。在这一背景下，自然地理学面临着新发展与新挑战，只有不断发展新时代自然地理学理论、方法和技术，自然地理学才能更好地为营造美好生活环境和促进社会经济可持续发展服务。

（二）人文地理学

1. 研究内容

人文地理学是以人地关系为研究核心的学科，是以研究地球表层人文现象以及人类社会活动的发生、发展过程，动态演化特征及其地域分异规律为主要内容的科学。随着研究的深入，人文地理学主要围绕经济、政治、社会、文化以及不同地理区域进行研究和拓展，研究领域涵盖了诸如人地关系论、经济地理、城市地理、旅游地理、文化地理、社会地理、政治地理、民族地理、行为地理等内容。其中，经济地理、城市地理、旅游地理因国家经济和社会发展的需要已经发展成为相对独立的学科。

2. 人文地理学学科分支

人文地理学除了具有地理学其他学科共有的综合性、地域性等特点外，研究对象主要是人文现象。虽然人文现象受到自然环境的制约，但是经济、社会、文化、政治等因素，特别是社会制度及经济发展模式等相关社会科学内容对人文现象的影响更为关键。虽然人文地理学比较接近社会科学，但人文地理学更加注重地域分布特征及人文现象与地理环境的相互关系，形成了不同于社会科学的研究方法和理论成果，是一门跨学科的边缘科学。目前人文地理学形成了以人地关系论、文化地理学、行为地理学、政治地理学、社会地理学等为主要分支学科的科学体系。

2.1 人地关系论

人类科技的进步，观测水平的提高，使人类对整个地球的观察更为全面具体，因此发现任务已经不再是地理学的重点，而精确描述、解释、总结规律、预测未来，以及广泛深入的应用成为人地关系研究的重点。全球化使得人类的交往越来越频繁，人地关系变得更加多样，这方面的研究将更为复杂，社会责任更为艰巨。

人地关系地域系统是人文地理学研究的主题和核心。从古代"天人合一"思想到现代的人地关系理论、可持续发展理论，以人为本始终是人地关系研究的基础。感情丰富，活动范围广泛的人类在适应环境和改造环境的过程中，形成了不断变化的复杂系统。近些年，人地关系研究的视角从哲学思辨向理性升华转变，使人地关系的研究更趋于客观；另外，大量的研究也使新型人地关系不断出现，新的理论体系逐步建立；正是研究视角的转换、新的理论体系的建立使人地关系在解决国家级区域发展问题上更加实用和高效。

2.2 文化地理学

近年来，中国文化地理学在多个方面进行了学科的建设和发展。在研究文化地理学问题时运用先进技术手段，通过挖掘文化景观背后的多重意义，从电影、小说、建筑等特殊文本角度解读其所表征的地方文化特征，通过关注和研究小尺度文化空间及文化生产，开展一系列地域文化认同研究的方式和方法，在注意引进国外先进的文化地理学研究成果的同时，拓展了文化地理学的发展；并在传统文化区、文化扩散、文化生态、文化整合和文化景观等五大主题方面得到集中体现。

2.3　行为地理学

自 2003 年以来，受行为地理学研究热潮以及中国城市迅速发展的影响，我国行为地理学的研究逐渐活跃。通过对城市领域的集中研究，运用全方位的实证分析，行为地理学主要的研究方向包括迁居与通勤行为、消费行为、认知地图与城市意象、空间行为与行为空间等。在研究方法上，信息技术迅速发展，也为行为地理学带来了全球定位系统、手机、网络等新型调查方法，为行为地理学的研究提供了极大的便利。

2.4　政治地理学

中国政治地理学的发展受多方面因素的影响。伴随经济全球化和世界政治经济格局的变化，中国在国际舞台上发挥着越来越重要的作用，同时面临的挑战也逐渐增多。霸权主义、单边主义、中美贸易争端、边境争端等不断挑战着我国的综合应对能力，这些现实问题的应对和解决需要通过政治地理学的研究来协助理清中国的国际外交和周边国家的地缘政治关系。国外政治地理学著作的引进，也为中国政治地理学的研究提供了方便；除此之外，其他学科对政治相关因素的研究也在一定程度上促进了政治地理学的发展。

2.5　社会地理学

随着中国城市的建设，社会地理学的发展受到中国城镇化发展和社会建设需要的深刻影响，城市社会空间结构与社会区是社会地理学研究的主阵地。城市土地市场和住房市场建立，土地利用强度和流动人口状况等成为社会地理学关注的重点。通过在微观社会空间研究中应用质性与趣味性研究方法，开展对城市犯罪及空间防控等空间问题、广州黑人社区、中关村高校居住区社会空间等的研究，以社会地理学方法切实解决现实问题，更好地服务于中国社会转型。

2.6 人文地理学其他学科分支

人文地理学学科内部交叉及与相关学科之间的融合产生了如经济地理、城市地理、历史地理、医学地理等相应的交叉学科。相信随着人文地理研究的进一步深入以及新的社会发展挑战的出现，人文地理学研究领域会进一步延伸，出现新的分支学科。

3. 人文地理学的发展

随着中国城镇化、工业化和现代化进程的加快以及经济全球化、信息化的发展，中国的经济、政治、文化、社会发展进入快车道，在国际舞台上的地位也日益提高，同时也面临一系列问题需要解决。发展人文地理学对全球化背景下顺应国家战略需求，推动国家可持续发展有着十分重要的意义。

人文地理学的发展不仅要通过发展先进的技术和方法综合人地关系这个研究核心以深化人地关系理论基础，还要通过强化文化地理研究应用性，将"引进来"和"本土化"先进理念有机结合，不断吸收其他学科的丰富知识，使文化地理学体系发展成为国民经济发展的战略性支柱产业；另外还要采用先进的技术手段，强化认知地图理论与方法对行为地理学和时间地理学的正面实验性，通过转型期中国城市行为空间与空间行为研究来进一步拓展行为地理学研究的广度与深度；除此之外，日益深入的政治体制改革和日益扩大的中国国际影响，迫切要求中国学界在科学研究层面为包括新地缘政治学、都市政治地理和地方政治地理在内的政治地理学提供坚强支撑。

（三）地理信息系统

科技的发展特别是计算机技术的突飞猛进使地理学的研究发生了巨大的改变，地理信息系统（Geographic Information System，GIS）的应用促使地理学研究的呈现更加客观、更加直观。GIS 在地理学研究中发挥着重要的作用，大量科技工作者也对其进行了开发和研究，使之发展成为地理学中不可或缺的研究方法和综合学科。

1. GIS 的特点

GIS 不仅是地理学关键的研究方法，而且是地理学重要的综合学科。GIS 是在计算机技术的支持下，通过信息科学和系统理论技术方法，科学管理和综合分析地球表层（包括大气层）空间中的有关地理分布数据信息，提供地理数据采集、管理、查询、计算、分析与可视表现等多种功能的技术系统。它既可以用作表达、模拟现实空间世界和进行空间数据处理分析的"工具"，也可成为研究解决空间问题的"资源"，同时还是一门关于空间信息处理分析的新兴的交叉学科。系统硬件、系统软件、空间数据、应用人员和应用模型五个主要组成部分和多种功能决定了 GIS 的多重属性。

2. GIS 的发展

GIS 的现实应用是其研究的重点，在应用 GIS 发现问题和解决问题的过程中，空间数据、GIS 的发展和集成研究成为学界关注的热点。

空间数据是 GIS 研究的基础，被称为 GIS 的"血液"。我国的 GIS 经过几十年的发展，在基础数据库建设、地理专题数据库建设及 GIS 数据库技术的探索方面取得了丰硕的成果，已经在许多领域发挥了重要作用，并推动了数据库建设技术水平的提高，为 GIS 的应用打下了良好的基础。

其中对空间数据的研究更加注重数据的采集与精度、空间数据的结构与模型、空间数据的管理与可视化表现等方面，以改进空间数据采集的便利程度、降低数据的误差、拓展数据的处理方法和应用领域、提高空间数据的应用水平。对 GIS 的发展和集成研究则注重 GIS 空间分析模型，时态 GIS 与 WebGIS，"3S"（遥感、地理信息系统与全球定位系统）集成，GIS 与专家系统集成等方面，以拓展 GIS 空间分析模型、适应信息网络时代 GIS 发展、加强与新技术融合、弥补地理信息系统在地学知识方面的缺陷。

3. GIS 在中国的应用

GIS 的科研和实用价值，使其在科学研究和生产建设中发挥了重要作用。在应用过程中不断积累的应用经验和管理水平也促进了 GIS 的发展。

随着对 GIS 研究的深入，逐步解决了实用化、生产化的相关问题。GIS 应用在生产、生活的各个方面，包括资源调查、评价、管理和监测，城市管理、城市规划和市政工程方面，行政管理与空间决策分析，灾害评估与预测，水文与水利等。除此之外，GIS 在环境保护、医疗卫生领域、土地管理、农作物调查与生产、能源、通讯、金融、保险、石油与天然气、运输与导航等多个方面都得到了具体应用。尽管 GIS 在这些领域应用中的叫法不同，但实质上它们都是与具体部门相结合的 GIS 的具体应用。目前，GIS 的研究和应用正逐步形成产业，为国民经济重大问题提供分析和决策依据，显示了 GIS 的广阔发展前景。总之，中国的 GIS 事业经过数十年的研究和发展，取得了重大的进展。

综上，地理学逐步形成了多学科的交叉研究，使地理学研究对象得以拓展和深化。地理学的研究对象更从物质空间拓展到人文空间、社会空间，从宏观空间拓展到微空间，从大区域（大区）拓展到微区位研究，不仅提出和建立了人文地理学、教育地理学、文化地理学等学科，也开始出现对学校、教室、课堂等微区位的研究，为地理学的研究开创了更广阔的空间。

三、地理学的研究方法

科学体系由逻辑和事实两大基石支撑，因此科学研究的方法也应该由逻辑和实验组成，计算机模拟实验作为科学研究的重要手段，已经成为科学研究的第三种方法。数学语言是逻辑的极致表现，实验和经验为数学处理提供不证自明的基本公理，数学理论、实验室实验和计算机模拟成为目前从事科学研究的主要方法。

传统地理学的研究方法重点在于记录、探测和现象分析等表象研究，近年来，在观测、实验室、数理理论和计算机技术的支撑下，数理分析、模拟和预测等机制研究成为地理学研究的关键。当代地理学的研究根据科学研究的方法建立起了适合自己的基础体系。在建立数学模型为模拟实验提供参数设置依据方面，运用了分形几何学和混沌数学等现代数学方法；在进行模拟实验研究方面则采用细胞自动机、神经网络、进化计算机等模拟实验工具；在构建数字模拟环境方面则由地理信息系统、遥感、全球定位系统、地理计算方法等提供技术支持。

1. 3S 技术

地理学研究对象越广泛，提出的新问题就越多，也就越需要新的研究方法。现代地理学研究的关键技术除了 GIS 外，还包括全球定位系统（Global Positioning System，GPS）和遥感（Remote Sensing，RS），这三种技术合称3S 系统。为了达到采集、处理、管理、分析、表达、传播和应用空间信息的目的，要在计算机技术、通信技术的基础上，运用 3S 系统将空间技术、传感器技术、卫星定位与导航技术进行结合。

虽然 GIS、RS 和 GPS 各自都有相对强大的功能，都是地理学重要的研究方法，但是成为整体后的 3S 系统大大提高了地理学研究的水平和效率，可在实时动态对地监测、分析、预测和应用方面为地理学研究提供更多的信息。在地理学应用中，较为常见的是"3S"中两两之间的集成，如 GIS 和 RS 集成，GIS 和 GPS 集成或者 RS 和 GPS 集成。RS 与 GIS 的集成可以通过 RS 实时获得的空间地理信息对 GIS 数据库进行更新，并对获取的信息进行处理和分析，应用于战场监测、疫情分析预警等；通过 GPS 与 GIS 的集成，可以构建自动电子导航系统，应用于指挥调度、运载工具自动驾驶、战场伤病员搜救等；通过 GPS 与 RS 的集成可以获取特定位置的空间地理信息，用于环境监测、次生灾害监测定位等方面。因此，3S 集成技术的发展不仅拓展了测绘科学的研究领域，而且推动了包括地球信息科学、地理信息科学等在内的相应学科的发展。除了已经提到的 GIS 外，下面着重介绍 RS 和 GPS。

1.1 遥感

遥感是指通过某种传感器装置，在不与研究对象直接接触的情况下获得其特征信息，并对这些信息进行提取、加工、表达和应用的一门科学技术。由于不同的物体在不同的环境下会反射或者辐射不同波长的电磁波，遥感技术就利用物体的这一特性，通过接收和分析物体反射或辐射的不同电磁波来对物体及所处的环境条件进行识别。

遥感影像不仅可以对地球环境进行立体观察，而且可以帮助认识全球环境的整体性与变化过程。通过不同遥感平台可以减少地形阻隔的影响，在不同范围内轻松获取空间信息，为不同范围的地理研究提供依据；遥感技术对空间信息获取的便捷性大大提高了获取信息的时效性，提高了单位时间内对同一地区进行观测的频率；另外，通过遥感技术不仅可以更加客观地获取空间信息，还可以获取丰富的人文信息，为地理学综合研究提供极大的帮助。作为地理学空间数据获取的重要手段，遥感已经广泛运用于资源普查、环境监测与管理、地图制作与更新等领域。

经过半个多世纪的发展，影像遥感和数字遥感的相互结合促进了遥感技术进步，也使遥感技术成为更加先进和实用的综合性探测手段。利用遥感影像可以分析全球温度变化、温室效应、臭氧分布、全球植被覆盖变化、地球大气监测等环境信息，还可以反映城市环境情况、城市水体污染情况、城市大气污染情况等城市信息。

在现代化战争的各个阶段，从前期的侦察获取情报，对特定目标的监视到最后对目标实施精确打击，都有遥感技术的身影。遥感技术在摄影、红外、多波段、雷达、激光等方面的发展为情报获取提供了较高的效率和可靠性，成为侦察的重要手段；此外，遥感成像技术也为海陆空目标的监视提供了技术支撑。在对目标实施精确打击的过程中，制导武器可以通过遥感对具有辐射或反射特定电磁波的目标进行精确打击。

除此之外，遥感还应用于资源、地质、地理、气象、海洋、农业、林业等各个领域。不过遥感也有一定的局限性，受电磁波波段的限制，电磁波受到各种因素干扰也会影响观测数据的准确性，要获取更加准确的地理信息还需要其他技术手段的协作。

1.2 全球定位系统

全球定位系统由空间星座、地面控制以及用户设备三部分组成，由美国军方组织研制并于1993年建成。GPS是以24颗卫星为基础进行点位测量导航，为航空、航天、陆地、海洋等方面的用户提供精确的点、线、面之间的三维坐标以及其他位置相关信息的技术。全球卫星导航系统国际委员会公布的全球4

大卫星导航系统供应商还包括俄罗斯的格洛纳斯卫星导航系统（GLONASS）、欧盟的伽利略卫星导航系统（GALILEO）和中国的北斗卫星导航系统（BDS）。

利用测距交会确定点位原理，GPS 目前可以实现全天候对全球地面进行高精度、快速实时定位，这也使得 GPS 在精确导航和精确定位方面得到了广泛应用，为地理学研究获取空间数据信息提供了便捷的方法。

出于军用目的研发的卫星导航系统目前主要应用于弹药、武器平台、通信系统、指挥控制系统的导航与定位。但 GPS 的民用化也是其重要的发展方向。差分 GPS（DGPS）技术的出现促进了 GPS 民用价值的发掘；随着计算机技术和全球无线通信技术的发展，不同领域、不同行业以及个人应用 GPS 定位功能变得更加便捷，极大地改变了人们的生活方式，拓展了 GPS 的民用领域。在地理学研究过程中，GPS 和 GIS 的综合应用为社会发展以及生产、生活提供了更科学的决策依据。

2. 人文地理学的研究方法

为了弄清人文地理的形成原因和演化规律，人文地理学研究不仅需要通用的地理学研究方法，还需要诸如实地调查和系统分析、问卷调查、座谈会和社会统计学方法、描述法和比较法等，以保证研究的准确性。

2.1 实地调查和系统分析

观测技术和计算机技术的应用，丰富了地理学观察世界和认识世界的手段，但实地考察在地理学研究中仍具有不可替代的作用。地理学研究资料的积累，学习和研究所需的洞察力和启示需要大量的实地调查，因而实地调查是近代地理学建立、发展的必要基础。在经济地理研究中路线调查法和典型点调查法必不可少；而在进行路线调查和典型点调查时，为了提高调查效率和质量，就需要系统分析法来指导调查线路和典型点的选取。

系统分析的关键在于抓住研究内容的主要矛盾，根据研究内容的性质和研究的目的选择合适的研究方法。在研究地理学特别是人文地理学等综合性和复杂性问题时，系统分析是常用的方法，其具有可以总体把握问题关键，方便抽象出事物的结构和功能，有助于进行各个击破的优点。在运用系统分析方法时，首先需要对已有的资料和在研究过程中将要涉及的资料进行估计，在这些材料的基础上设计研究总体技术路线，然后将总体技术路线的各个部分进行系统分析以完成研究。

2.2 问卷调查、座谈会和社会统计学方法

在对商业活动、城市化、环境治理、资源利用等人文地理学问题的研究中，人类不仅对上述地理因素具有重大影响，而且是上述问题的主要研究对象，因此就凸显了问卷调查、座谈会和社会统计学方法等社会科学研究方法的价值。在研究类似问题的时候，首先需要通过问卷调查和座谈会获取研究所需的基础数据，然后根据具体问题选择适当的统计学方法对数据进行量化处理和分析，最后根据分析结果获得问题研究的客观结论。

2.3 描述法和比较法

发现、描述和对比分析区域差异是地理学研究的重要内容。虽然地球上地表事物在不同区域内的存在和发展都是独一无二的，但是各种地表事物在某些方面具有一定的相似性，可以通过对比发现事物的本质特征、内在动力和发展规律。

以文字、数字、图形等为载体对观察到的事物和现象进行记载和描述是人类普遍存在的现象，也是地理学最古老的研究方法之一。另一种在地理学研究中比较常用的方法是比较法，两个具有可比性的事物，通过空间和时间上的差异不仅可以表现事物的区域差异和区域个性，还可以刻画区域过程和空间动态的特征。虽然数字化、自动化、集成化的研究方法在地理学研究中得到了广泛应用，但从本质上讲，这些方法也是以描述法和比较法的观点运用现代先进的技术手段发展起来的。

2.4 其他方法

随着研究的深入、研究领域的拓展以及更多交叉学科的出现，传统的研究方法会不断发展，不同学科不同的研究方法也会在问题研究过程中被引入地理学。如心理学和行为学等研究方法，定性研究方法、定量研究与数学模拟方法、系统集成研究方法、人地系统的动力学模拟方法、非线性人地系统动力学

分析方法、综合集成方法等,大都是在原有地理学研究方法的基础上发展而来,或者根据研究的具体问题吸纳的其他学科的研究方法。

地理学的综合性决定了它是一个开放的理论体系,是在与其他学科相互吸收和借鉴中逐渐成长壮大起来的。一方面,它的思维方式和研究方法需要借鉴地质学、医学、数学、生物学、经济学、社会学等相关学科,因此,它的方法并不保守,在生物学、建筑学、经济学、社会学、政治学等学科中,地理学的理论和方法也被大量应用。另一方面,作为不断分化、综合和交叉的边缘学科,地理学不断向前发展,这些都意味着,具有多重任务和目标的地理学,可以在解决人类社会面临棘手问题时发挥更大作用。

第二节 医学地理学

经济的发展和科技的进步,带来的不仅仅是人们生活水平的提高和生活方式的改变,同时,伴随着人类对地理环境的过度开发,地理环境受到了极大的改变。在这些因素的影响下,人类疾病谱发生了巨大的变化,产生了大量因环境改变和人类生产、生活方式改变而导致的新疾病。

一、医学地理学

为了更好地应对新出现的这些疾病,需要从医学、地理学、环境科学等学科领域共同发力,通过探索地理环境与疾病、健康与公害之间的关系,弄清疾病的区域分布特点,进而找到保护、改善地理环境,预防疾病发生,治疗疾病,保持健康的方法。

1.定义

医学地理学(Medical Geography,MG)是研究人群疾病和健康状况的地理分布与地理环境的关系,以及医疗保健机构和设施地域合理配置的学科(全国科学技术名词审定委员会)。在研究早期又称为地理病理学和地理流行病学。在地理学内部,它是自然地理学和人文地理学的交叉学科;从学科分类上看,医学地理学是人体科学、生命科学和地理学的边缘学科。

作为一门"以人为本"的学科，医学地理学不管是研究对象、研究过程还是研究目的，其基本出发点都是以研究人类健康为中心。医学地理学的目的是通过科技进步、医学发展、改进卫生防治规划来适应地理环境或者通过城市环境建设、自然保护区建设、人工生态系统发展、控制污染工程的建立等来改造自然地理环境，使人类健康地生活在更加适宜的地理环境中。

2. 研究内容

地理环境为人类提供了各种物质条件，是人类生存和发展的基础。在人类繁衍、发展、壮大的各个阶段，地理环境不仅参与其中，也受其影响。因此，人类是地理环境形成不可或缺的重要因素，地理环境也在形成过程中对人类的生、老、病、死产生直接或者间接影响，进而使人们产生了"人天地相应""医食同源""入乡问俗"和"随俗而变"等对人地关系的朴素认识，成为医学地理学形成的基础。

围绕医学地理学的目的，逐步建立了三个方面的研究任务：受到地理环境影响的人类疾病和健康状况，以及分布模式的成因；不同地理环境影响下的人类传染病、非传染病发生和分布，以及疾病预防控制服务的规划和合理配置；人类疾病和健康状况在地理环境中的分布规律。

2.1 影响医学地理的地理环境因素

医学地理研究的地理环境因素分为物理性、化学性、生物性和社会性四大类别。物理性地理因素、化学性地理因素、生物性地理因素和社会性地理因素等地理环境因素对人类健康和生存产生显著的影响，是医学地理研究重要组成部分。

2.1.1 物理性地理因素

气候、地形地貌、土壤、水文等物理性地理因素通过不同的方式对人类健康发挥着重要的影响。以西藏自治区为例，该区绝大部分处于高寒带，辐射强烈、日照多、温差大、低氧、多风，造就了独特的物种多样性，造就了高原气候环境下的独特人文地理景观及其人类活动轨迹下的现有西藏城镇文明与人口规模水平。根据第七次全国人口普查结果，西藏自治区常住人口的地区分布为拉萨市 867 891 人、日喀则市 798 153 人、昌都市 760 966 人、那曲市 504 838 人、山南市 354 035 人、林芝市 238 936 人、阿里地区 123 281 人，人口密度与海拔高度密切相关。因此，海拔高度是高原物理性地理因素的关键。

2.1.2 化学性地理因素

大多数地方病的发生和分布与当地微量元素种类缺乏、含量缺乏或过剩密不可分。在化学性地理因素中，硒缺乏、氟过量、砷过量、碘缺乏等会对人体健康产生明显影响。为了提高对因化学性地理因素导致的健康问题的重视，《2021 年中国卫生健康统计年鉴》将地方性砷中毒、地方性氟中毒、碘缺乏病和因硒元素缺乏导致的大骨节病和克山病各个地区的发病情况进行统计公布。地方性砷中毒和地方性氟中毒都可分为水型和燃煤污染型，内蒙古和山西是水型地方性砷中毒最为集中的地区，超过一半的病区村和将近 70% 的病人分布于此，而贵州和陕西则是全国燃煤污染型地方性砷中毒最为严重的地区；河南、山东、内蒙古和河北是水型地方性氟中毒涉及病区村最多的地区，云南和贵州是受燃煤污染型地方性氟中毒威胁最大的两个地区；不过经过用水改造和改炉改灶，绝大部分病区村的砷中毒和氟中毒威胁已经得到改善。截至 2020 年，全国有 2 816 个县有碘缺乏的风险，涉及 131 175.3 人，其中有 32 480 人表现为 Ⅱ 度甲状腺肿，12 763 人发展为克汀病，需要引起重视。硒元素缺乏主要表现为克山病和大骨节病，经过近些年的努力，全国 330 个涉及克山病的病区县和 379 个大骨节病病区县因硒缺乏致病的风险均得到控制。

2.1.3 生物性地理因素

生物性地理因素中动物、植物、寄生物是医学地理学研究的重点。在特定地理环境下生活着危害人类健康的特定动物，这其中有引起自然疫源性疾病的媒介昆虫及昆虫的动物寄主。受到不同地理环境影响的植物，不仅可以通过自身毒副作用直接影响人类健康，还可以通过影响动物或昆虫分布间接影响人类健康；此外，特定地理环境下存在的特定寄生物会在特定的条件下传播扩散疾病。同样，在高原地区，需要重点关注包虫病、鼠疫、布鲁菌病、结核病、乙型病毒性肝炎等疾病的传播。

2.1.4 社会性地理因素

人类社会发展过程中出现了各种各样的社会现象，在不同方面对人类健康产生影响。人口聚居出现了人口分布和密度的不同；不同地域环境下，生活水平、自然条件、饮食习惯和结构会有所差异；人类社会存在的流动和社交，形成了人群移动和交往的通道；在社交过程中形成的生活习惯和宗教信仰也会造成人群不同的聚居状态；按照不同的需求对不同社会状态下的人类进行规范形成的社会管理系统和疾病预防控制组织机构等因素，也会从卫生保健、饮食健康、心理状态等方面对人类健康状态造成影响。就这一地理环境因素而言，西藏自治区普遍地广人稀，局部较为集中，形成了以拉萨市为人口密集区的空间分布格局。2019 年拉萨市人口增加到了 72.07 万人，与 2015 年相比增12.7%，其人口密度也从 2015 年的 20.19 人 /km² 增长到 22.76 人 /km²，是全区人口密度最大的地区。

2.2 主要分支

有学者将医学地理学分为保健地理（Geography of Health Care）和生态医学地理（Ecological Medical Geography）两个分支。保健地理的发展时间较短，重点研究医疗卫生机构在地理上的分布；生态医学地理具有更为悠久的传统，主要研究疾病的空间生态学和人类健康状况的地理学特点。

2.2.1 保健地理

医疗卫生机构的空间地理分布及需求关系是保健地理的主要研究内容，重点关注在不同地理环境下医疗卫生服务的特点、类型、规模及其与人群健康状态之间的关系。人们所需科学合理的医疗卫生服务的关键在于能够获得一定的医疗卫生服务，医疗卫生服务的供需更加平衡，公平地向不同的地区提供医疗卫生服务等方面。

人们能够获得医疗卫生服务能力的大小决定了保健地理的可及性，在一定地域内，可及性受到人们的健康状况，医疗卫生资源的建设情况，性别、民族、种族和不同社会经济地位人们对医疗卫生资源需求的特征、差异等多种因素的综合影响。

医疗卫生服务的供应和需求是动态变化的。医疗卫生服务的供给包括对医疗卫生资源人力、物力、财力的投入，医疗卫生制度的制订、保险制度的实施等在内的宽泛的医疗卫生服务供给体系。医疗卫生服务的需求则包括基本需求、高层次需求，个人需求、大众需求等。

在保证人们具有一定医疗卫生服务可及性的前提下，医疗卫生服务的公平性也在不断地探索中发展，其中医疗卫生服务公平性的内涵和衡量因素、测量方法和衡量维度，以及（非）公平影响因素等三个研究领域在医学地理中都有重要的价值。

2.2.2 生态医学地理

流行病的地理分布是生态医学地理研究的开端。在地图上标记出发病地点是最初的研究方式，其中最著名的早期案例是18世纪50年代发生在英国伦敦的霍乱疫情的控制。斯诺医生通过对病死者在地图上的标注发现病死者几乎都分布于水井附近，从而发现这口水井就是霍乱疫情的传染源，在关闭这口水井之后，该地霍乱疫情很快得到控制。在之后的数十年中，生态医学地理研究经历了对疾病发生的地点进行汇编、将病毒感染者的扩散模型化、建立传播与风险群体的行为和社会经济条件之间的联系等三个发展阶段，逐渐深化了对疾病分布空间特征的认识。

随着对传染病和地方性疾病研究的深入，研究出了更加科学的防范和治疗技术，其对人类健康的威胁也降低到较低的水平，而慢性疾病、特殊生理状态等与地理环境关系的研究逐渐得到更多关注。癌症、心脑血管疾病、代谢性疾病等慢性病对人类健康的影响逐渐突出；此外，通过长寿老人、智障人群等具有特殊生理特征人群的空间分布找出地理环境因素与人类疾病的关系也是生态医学地理研究的一个重要领域。以上内容是目前生态医学地理的研究热点，研究方法是首先明确空间模式或者疾病集聚情况，然后提出假设对其与地理环境的关系加以解释，最后进一步对假设进行检验和分析而得出结论。

国内学者对医学地理学进行了更加细化的分科，分支包括疾病地理、健康地理、营养地理、保健地理、疗养地理、药物地理、环境医学地理、灾害医学地理、医学地理评价与区划、区域医学地理、医学地理信息和监测系统、环境致病因素的实验室技术与设备研究、环境医学地理改良工程和医学地理制图等。医学地理的发展和研究内容与当地的地理环境和经济社会发展程度密切相关，由于不同国家和地区的地理环境和经济社会发展不同，人们的疾病谱、健康状态和医疗卫生系统差异比较明显。

多数亚洲和非洲发展中国家经济水平相对较低，医疗卫生系统有待完善，医疗水平有待提高，医学地理学研究的重点是传染病与环境的关系，地理环境因素对区域内人群疾病的影响是医学地理研究需要关注的问题。发达国家则注重人文地理对健康的影响，更加关注解决更高水平的健康、保健和特定人群问题，如欧美发达国家越来越重视环境污染、城市流行病、全球气候变化等一系列问题对健康影响的研究，不断发展出在环境和健康领域应用的新技术、新手段，医学地理学也发展成为现代预防医学的重要组成部分。

二、世界医学地理学的发展

在广大医学地理科研工作者的不懈努力下，医学地理学得到不断发展，不同时期研究热点也不断变化。设立于20世纪70年代国际地理学大会上的"健康地理学"工作组，20世纪80年代更名为"健康与发展"专业委员会，20世纪90年代更名为"健康、环境与发展"委员会，2000年再次更名为"健康与环境"专业委员会，国际地理联合会医学地理专业委员会名称的变化是研究热点变化的突出表现。随着时代的发展，世界医学地理学的研究方向从研究疾病和健康，健康与社会经济发展的关系，健康与地理环境和社会经济发展的关系，演变为研究地理环境对健康的影响。

1. 世界医学地理学的发展历史

1792年，德国学者Leondard Ludwig Finke首先正式提出"医学地理"这个术语，并将其定义为"对世界所有人口居住地区的特征进行医学描述"，在之后的1795年出版了医学地理相关的第一部专著《普通医学实用地理学总结》。以此为起点，经过近一个世纪的发展，医学地理的研究学者逐渐增多，相关研究成果也更加系统，到了 19 世纪 90 年代中叶，西方医学地理已经基本发展成为一门独立的学科。

进入 20 世纪，医学地理的价值在第二次世界大战中得到充分肯定，进而促进了医学地理学科应用的进一步拓展。考虑到战争需要，分别由美国学者 Rodenwaldt 和德国学者 H.Jusaz 出版完成的《世界医学地理图》和《世界流行病地图集》在各国的军事行动中发挥了重要的作用。随着和平与发展成为世界的主题，人类健康成为世界医学地理研究共同的重点。为了更好地在世界范围内交流医学地理研究成果，促进世界医学地理发展，1949 年在里斯本召开的第十六届国际地理学代表大会上，世界"医学地理问题研究会"宣告成立。

世界范围内的学术交流更加便捷后，我国医学地理科研工作者从 20 世纪 70 年代开始在世界卫生组织（World Health Organization，WHO）的指导下，在"2000 年人人享有健康"大目标的推动下，做出了如防治世界"六大"热带流行病（疟疾、血吸虫病、丝虫病、锥虫病、麻风、利什曼病），以及"癌症与地理关系研究"等惠及全球人类的重大应用研究成果。

在这一时期，医学地理也有十分丰硕的理论研究成果。1977 年，英国医学地理专家 G.Melvyn Howe 的专著《人类疾病世界地理学》问世；1979 年，美国学者 Pyle 主编出版了专著《医学地理学：技术与病例研究》；英国学者 McGlashan 出版了《应用医学地理学》；1986 年，G.Melvyn Howe 又出版了专著《世界人类癌症地理学》。为推动全球医学地理研究，国际地理学会在匈牙利创办了国际性医学地理科研杂志《医学地理》。

过去，医学地理具有两个界线分明的研究方向，一个是主要对疾病分布和传播进行实证研究的疾病生态，另一个是更注重保健服务供给实证研究的医疗卫生服务，不过在 20 世纪 90 年代以后，两者间的界线逐渐模糊，特别是最近十多年，两个支流逐渐交织成为医学地理的最大特点。此外，医学的进步，人们物质生活水平的提高，使得人们对健康的要求越来越高，因此越来越多与健康相关的地理问题进一步拓展了医学地理的研究，标志就是众多学术研究将医学地理命名为健康地理。

2. 世界医学地理学的研究进展

快速的发展带来的不仅是物质生活水平的提高，全球环境变化成为人类不得不面对的问题，世界医学地理学的研究重点也随之发生改变。当前，医学地理学研究主要包括四个方面：不同区域范围内环境变化对人类健康的影响；发展中国家城市发展，城镇化与人类健康的关系；灾害环境对人类健康的影响；社会经济变化与人类健康和保健的关系。

发展中国家是世界的主流，这些国家和地区在发展和转型时所面临的具有特殊性的健康问题以及环境和健康、疾病的关系等问题也都是医学地理学研究的重要内容。另外，地理信息系统的应用不仅为医学地理学研究提供了先进的技术方法，而且为医学地理学研究成果的应用提供了技术平台，为医学地理的应用和发展创造了无限的机遇和前景。

2.1　医学地理学与全球环境变化

随着人类健康受到全球气候变化的影响越来越明显，世界医学地理学对人类健康与环境变化关系方面的研究越来越多。从开始认识到气候会对人类健康产生一定影响，并于 1986 年 WHO 和世界气象组织（World Meteorological Organization ，WMO）、联合国环境规划署（United Nations Environment Programme，UNEP）在原苏联列宁格勒（现圣彼得堡）召开首次关于气候与人类健康的国际会议，到意识到气候变化对所有国家和地区人们健康的影响越来越大，并"很确信"将会有更多的营养不良和更多的人口健康受到气候相关事件的影响， 2006 年地球系统科学联盟（Earth System Science Partnership，ESSP）将"全球环境变化与人类健康（Global Environmental Change and Human Health，GECHH）"计划作为继碳、水、食物后第四个研究计划。世界医学地理学研究的进展使人们逐步认清了全球生态环境恶化对人类健康与长久发展的严重影响。

为了尽量减少全球环境变化对人类健康的不利影响，目前医学地理学主要在五个方面进行研究：气候变化条件下空气污染和食物生产对人类过敏症、传染病、人类营养结构的影响，极端天气、臭氧层破坏等对健康的影响；不同土地利用／土地覆被条件对健康的影响；全球环境变化影响下人类传染病的新发、传播和变化；食物生产系统中各元素和过程的变化对人类生存环境和健康的影响；城市气候特点、水质、人口流动、城市扩张等城市化过程中产生的问题对健康的影响。

2.2 医学地理学与环境健康风险评估

世界贸易组织（World Trade Organization，WTO）2006 年发表的《通过健康环境预防疾病——对疾病的环境负担的估计》认为全球所有疾病负担的24% 和全部死亡的 23% 是由不良环境因素造成的。如今，人类赖以生存的环境正面临着前所未有的挑战，环境的改变无疑会对人类健康产生持续不断的影响，评估各种环境因素对人类健康的影响是医学地理学重要的研究内容和方向。不同环境污染物的毒理与人类健康之间的定性和定量关系是环境污染物健康风险评估的主要内容。

从 20 世纪 70 年代开始受到关注的环境污染健康风险评估在环境化学、生态毒理学、环境医学等基础学科发展的促进下不断拓展和深化。第一，持久性有机污染物（Persistent Organic Pollutants，POPs）是目前致癌风险评估，特别是对人体各系统影响程度研究重点关注的环境污染物。第二，随着认识的深入和环境生物标记技术的发展，一些过去不太关注或者很少关注的污染物对人类健康的影响远比想象的要大得多。第三，在前期对单一污染物研究的基础上，现在更加注重多种污染物对人类健康影响的综合评价。第四，自然资源开采场地在开采的各个阶段通过改变环境影响人类健康的程度也逐渐得到重视。另外，作为健康风险评估的一部分，欧美国家还开展了以人类生命和健康损失为主要内容的灾害风险评估。

2.3 医学地理学与地理综合因素

自然地理环境和人文地理环境共同构成了完整的地理环境，生存在其中的人类身体健康不仅受到自然地理环境和人文地理环境的共同影响，也会对地理环境产生影响。

2.3.1 人类健康与医疗卫生服务公平性

医学地理学除了关注发展中国家人口的健康类型外，人文因素在人类健康中的作用也逐渐得到重视。医疗卫生服务的可及性、供需情况、公平性等都受到社会人文因素的影响，而医疗卫生服务的公平性则是目前社会人文因素研究的热点之一。全球制度受到自然地理环境的影响，会改变个人和社会的生活方式与健康状况，同时，在应对自然环境改变时，医疗卫生服务的公平性更加需要关注。

2005 年，由世界卫生组织成立的健康问题社会决定因素委员会（Commission on Social Determinants of Health）认为，社会公平决定着人们的生活方式以及罹患疾病和过早死亡的风险。除此之外，医疗卫生服务的公平性在穷人健康状况、不同国家和地区之间卫生状况的体现会更加明显。为了改善医疗卫生服务的不公平性，需要医学地理学从政治、社会和经济因素等多个人文地理方面入手。

2.3.2 人类健康与城市化

城市化是经济社会发展的重要过程，城市化的过程会对人类健康状况产生重要影响。城市化的过程不仅会带来能源利用和交通方式的改变，城市空气污染等问题，还会对社会组织结构、家庭关系、交通方式、娱乐场所、饮食模式、工作环境、受教育机会、健康保障服务和疾病传播媒介等城市问题带来根本性的变革。城市化产生的这些影响都会以直接或间接的方式对人类健康产生不同程度的影响，这种影响在一定时期内会持续存在。作为 ESSP 全球环境变化与健康研究的议题之一，城市化与健康是医学地理学社会人文因素研究的另一个热点。

2.3.3 人类健康与老龄化

随着全球多数国家和地区进入老龄化社会，老龄化带来的全球人口结构改变成为医学地理学研究的重点之一。根据联合国的统计标准，如果一个国家60 岁以上老年人口达到总人口数的 10% 或者 65 岁以上老年人口占人口总数的7% 以上，那么这个国家就已经属于人口老龄化国家，据联合国统计数据显示，

2018 年全球人口中 60 岁及以上人口已占总人口比例的 12.8%。虽然老龄化是全球性问题，但各个国家和地区老龄化程度、老龄化的速度、老年人口的健康状况、医疗卫生服务水平、经济发展情况等都有较明显的差异，因此对老年医学地理（Geographical Gerontology）问题的研究，也会逐步推动健康地理的发展。

老年医学地理不仅需要关注老龄人口的组成和分布情况，而且要关注包括老龄人口的健康地理、健康老龄化等在内的老龄人口的健康状况问题，还要关注养老模式的老龄人口医疗卫生服务保障问题。通过这些问题的研究，分析全球老龄化区域差异和影响因素，以提出应对的社会和经济政策。

2.4 医学地理学与地理信息系统

由于新研究方法的应用，当前国际医学地理研究已经进入新的发展阶段。其主要科研方法向着两个方面深入发展：一是包括现代电镜技术、分子生物学技术、环境元素毒理技术等现代实验室技术和微观病因探索在内的微观实验室研究；二是以医学地理研究法为主的宏观社会应用性研究。

在研究手段上，卫星遥感、地貌航拍、数字地图、环境地理信息系统等现代科研技术大量运用于地理学的研究，极大地促进了地理学的发展；同样受到地理环境影响的医学地理学也搭上了地理学研究的顺风车，将大量地理学研究方法特别是 GIS 引入到医学地理学研究中，使其同样服务于医学地理研究，为人类健康发展服务。

作为人口健康信息系统的技术核心，GIS 在医学地理中主要应用于人类健康和人类疾病两个研究方面。运用 GIS 进行科学研究的前提是数据库的建立，收集、存储和组织各种空间和非空间疾病、环境和健康数据是 GIS 的首要功能。研究人员可以根据数据库信息快速获得人口、环境、健康、疾病等相关信息，为进一步研究提供数据支撑。

2.4.1 GIS 与健康地理

GIS 不仅可以作为健康数据的输入储存工具，还可以作为健康数据可视化的输出工具。在数据库的基础上，健康数据的环境健康制图输出形式可以满足各种层次的需要，以更加直观的形式帮助研究者为健康服务决策。

运用 GIS 的空间分析方法可以为合理配置健康服务机构资源提供帮助。GIS 可以通过实时整合特定区域内人口健康情况及空间环境信息，整合社会经济情况，健康服务机构规模、配置区域等相关信息，分析不同区域间的健康服务差异、健康问题与地理空间各要素之间的关系，明确健康服务的供需情况等信息；同时还可以运用统计分析方法评估特定区域内人口健康服务需求情况，更加合理地配置健康服务机构，促进区域人口健康。

2.4.2 GIS 与疾病地理

疾病地理作为医学地理学早期研究的重要领域，通过 GIS 应用也取得了瞩目的成就。从早期地方病和传染病研究到当前关注更多的慢性病和新型传染病，各种疾病始终威胁着人类的健康；而 GIS 不仅可以帮助研究人员探索疾病病因与地理空间的关系及与生态环境各要素之间的关系，还可以通过建模模拟疾病生态因子的相互作用机理和时空变化特性，以验证推论，加快疾病研究的进程，促进疾病地理研究。

三、我国医学地理学的发展

关于医学地理的相关内容在我国丰富的医典和古籍中早有记载。我国现存最早的医学典籍《黄帝内经》提出医者必须"上知天文，下知地理，中知人事"，提出人类、疾病和地理要素之间不可分割的关系。因此无论是巢元方的《诸疾源侯总论》、陈言的《三因极一论》、沈括的《梦溪笔谈》、宋徽宗的《济世经》《医学溯回集》等医学典籍，还是以李时珍的《本草纲目》为代表的植物药学专著，甚至是在《山海经》中，都蕴含着关于环境与健康关系的认识、疾病与药物地理分布的相关内容，具有一定的医学地理学价值。虽然在长期的发展中累积了丰富的医学地理思想和理论实践，但医学地理学按照现代科学研究方法在我国进行相关研究则是始于 20 世纪 60 年代，并在 20 世纪 90 年代逐渐发展成为地理学的分支学科，因此相较于国际医学地理学的发展，我国医学地理学的发展相对滞后。

建国后基于现实的需要，我国开始进行医学地理的相关研究，并取得了丰硕的成果。20 世纪 60 年代地方性克山病和大骨节病严重威胁我国一些地区人民的身体健康，单纯从医学角度很难对这些地方病进行解释，因此我国科研工作者开始从地理角度对疾病进行研究。研究发现了克山病和大骨节病主要分布区域以及与地理低硒带的关系；还确立了地方性甲状腺肿与饮水碘含量的关系，地方性氟中毒各类型的地理分布及其与地理环境氟含量的关系；对地方性砷中毒进行系统的研究；并编辑出版了《中华人民共和国地方病与环境图集》，对地方病的分布规律及其与地理环境的关系进行科学阐述，为地方病的预防和诊治提供科学依据。另外在对自然疫源性疾病与地理环境关系的研究中，探索出了自然疫源性疾病防治的新思路。通过对鼠疫的研究汇总出版了《中华人民共和国鼠疫与环境图集》，对血吸虫病的研究也取得了大量科研成果。这些研究成果不仅推动了我国医学地理学的发展，而且为推动国际医学地理学研究做出了突出贡献。近些年，随着我国经济社会的建设、地理环境的变化、人民对健康水平需求的提高，医学地理学的研究也在逐步拓展，以满足我国的现实需求。

1.医学地理学与地方性疾病

虽然我国医学地理学最早开始研究的是地方性疾病，使得地方性疾病的防治措施和水平得到显著提高，但是由于我国国土面积广、人口多、地形复杂、生态环境多样、经济社会发展不均衡、环境污染等原因，地方性疾病仍然威胁着相当一部分人民的健康，因此以地方病和自然疫源性疾病为中心的疾病地理研究依然是我国医学地理研究的重点。

随着我国医学地理学对地方性疾病的持续关注，在对原有地方病持续活跃的地理生态系统进行深入研究的基础上，对新发地方性疾病的地理流行病调查和地理流行规律进行研究，可在探索地方性疾病的复合病因时为地方性疾病的综合治理提供理论支撑。

通过对地方病病情严重地区的疾病与地理环境关系的持续研究，发现在大骨节病持续高发的青藏高原，疾病分布的扩展区域与耕地增加的区域明显相关；另外通过对不同地区微量元素含量和分布特点、气候变化、水质状况、土壤特性、动植物分布等地理环境各要素与地方性疾病的关系进行研究，探究了饮茶型氟中毒、青藏高原田鼠鼠疫疫源地、云南地方性猝死病、山西和顺出生缺陷等新发地方性疾病和地方病新发病区流行规律及防治措施。由于地方性疾病病因复杂,有些病因还需要进一步明确;除此之外,对地方性疾病进一步的研究发现,地方病的发病与当地人文地理因素,特别是社会经济发展水平、人民生活条件密切相关,因此地方性疾病的治理需要综合防病和发展当地人民生活水平等多种条件支撑与配合。

2. 医学地理学与环境健康风险评估

作为"舶来品"的环境健康风险评估,自 20 世纪 90 年代引入我国以来迸发出强大的生命力,其评价理论和技术手段在我国得到广泛应用和发展。结合我国环境污染的实际情况,在污染物暴露途径方面更加关注水、土壤和空气污染等的健康风险评估,在污染物种类方面主要关注重金属污染的健康风险评估。

水、土壤和空气是人类接触最为密切的地理环境要素,也是污染物危害人类健康的主要载体。目前水的健康风险评估囊括了自然存在的和经过人类处理的服务于人类生活生产需要的各种类型的水,同时包括饮水水源地和消毒副产物等与水相关的各种要素的健康风险。土壤的健康风险评估则更加注重土壤本身及植物吸收后,通过食物链迁徙转化的土壤—食物系统污染物的健康风险。空气污染的健康风险评估重点集中在污染物的时空模拟及其与人类活动模式的关联性评估方面。

经济建设的快速发展,自然资源的大量开发和利用,使重金属污染成为我国众多污染物中最为普遍的健康风险,鉴于国际医学地理学对持久性有机污染物的健康风险评估,我国也在这一方面进行了相关的研究工作。除此之外,我国环境健康风险评估涉及国家发展的各个方面,不仅包括场地污染的健康风险评估,还对区域环境健康的综合评估进行研究。总之,我国环境健康风险评估虽然是从国际医学地理学的基础上发展而来,但随着我国科研工作者的研究以及经济发展的社会实践,我国医学地理学在环境健康风险评估理论体系上更加完善,技术上也逐渐标准化。

3. 医学地理学与全球环境变化

受到全球环境变化的影响，我国生态环境也发生了巨大的变化，人口健康问题也随之改变，全球环境变化对我国人口健康的影响开始受到医学地理研究者的关注。

地方病和媒介传染病是我国医学地理学研究的重点，全球环境变化对这些疾病的影响仍然需要重点关注。全球环境变化不仅会通过气候变暖引起的极端气候事件和灾害对我国人口健康和疾病产生影响，还会通过气候变化影响我国地方病和媒介传染病分布范围。例如我国科研工作者通过对鼠疫疫源地范围扩大、疟疾的分布和传播范围的增加、日本血吸虫潜在传播区域增加等现象进行了实证研究。

4. 医学地理学与城市化

随着我国社会经济的发展，城市建设不断推进，城市化进程不断加快，城市化带来的人口健康问题也日益凸显。空气污染、城市饮水供应安全、生活方式改变、流动人口健康状况、农村环境变化等对我国人口健康的影响逐渐成为我国医学地理学研究的热点。

我国是世界上最大的发展中国家，发展过程中特别是工业发展和城市交通发展规模增加所带来大气污染物的排放，必然造成一定程度的空气污染。颗粒物和 SO_2 是我国城市大气污染物主要成分，而包括 NO_x、O_3、VOCs、苯等在内的其他污染物，也呈现出逐年增加的趋势。空气污染不断加剧，直接威胁着我国人口健康。当前我国从健康风险评估和环境流行病学调查两个方面入手，重点研究不同暴露水平的风险以及容易受到大气污染物影响人群（儿童、交警等）的健康状况。

供水安全是城市化过程中不可规避的问题。由于我国人口基数大，水资源分布不均衡，环境污染形势严峻，供水压力大，因此，水源地环境健康风险以及饮用水氯化消毒副产物（DBPs）健康风险是城市供水所面临的主要问题。

城市化进程的加快伴随着城市人口生活方式的改变，影响着人类健康。快节奏的生活方式，不良生活习惯的养成，都会对人类健康带来威胁。研究显示以糖尿病、高血压为代表的慢性病的增加，城市人口中由慢性病导致的死亡人数增加，超重和肥胖患病率快速增加等问题，正逐渐成为城市化过程中医学地理学应对人口健康所要面对的主要挑战。

城市化会造成大量人口流动，针对这部分流动人口的健康问题研究是医学地理学的另一热点。城市流动人口需要面对工作环境、生活环境、生活方式以及医疗和社会保障的变化，这些都会对其健康造成一定的影响。研究显示，相较于常住人口，流动人口的传染病和流行病发病率都较高，其中传染病以血源性传染病和性传播疾病为主。另外，研究发现流动儿童常见传染病的发病率甚至高于同期全国贫困农村儿童的水平，这一现象值得进一步关注。

虽然城市化对城市的影响巨大，但农村环境健康问题也不容忽视。农村环境健康研究除地方病研究外，还对农村室内空气污染导致的健康问题，农业生态系统和农产品污染导致的健康问题，农村饮用水安全问题，以及城市化造成的农村留守老人与儿童健康等问题进行研究。

5. 医学地理学研究新手段

GIS 的广泛应用为我国医学地理学研究开辟了新的视野。在不断地应用和发展中，RS、GIS 和数学模型等逐渐在医学地理和环境健康研究中被采用，促进了疾病病因探究、疾病监测及环境健康管理水平的提高。

我国医学地理学主要通过 GIS 对疾病的空间流行规律、疾病成因及其与环境要素的关系进行分析研究。在疾病的空间流行规律研究方面，通过 GIS，我国科研人员确定了安徽省各县区疟疾发生的时空热点区域；对山西和顺县新生儿神经管畸形进行研究；对广州市登革热的空间分布机制进行探索；分析了北京 SARS 的空间扩散过程等；为疾病的防治提供了空间分布特点及流行规律依据。在疾病成因及其与环境要素的关系研究方面，利用 GIS 等手段研究了我国人群身高与地理环境的关系和地区食管癌死亡率与空间环境各因素之间的关系，分析了出生缺陷地域的相关性和影响因素等；通过对我国人群生活环境特点进行分析，探索疾病发生的病因和致病相关危险因素。

我国医学地理学在运用 GIS 方面还做了疾病传播和扩散模型、疾病监测、环境健康风险评估、医学地理信息系统建设等方面的工作，为促进我国人口健康水平，控制传染病发生、传播和扩散，医疗卫生机构合理配置和发展做出了突出贡献。

医疗科技的发展，增加了我国医学地理学研究手段的多样性。近几年，发展迅猛的新技术和新理念有人工智能技术，包括基因组学、蛋白组学、涵盖人口生活方式和生活环境等在内的大数据，智慧医学和精准医学等相关技术。

6. 医学地理学发展方向

实现国民健康长寿是国家富强、民族振兴的重要标志，也是全国各族人民的共同愿望。中共中央国务院印发《"健康中国2030"规划纲要》不仅明确了健康是促进人的全面发展的必然要求，是经济社会发展的基础条件，也为我国医学地理学发展指明了方向。为了实现"共建共享、全民健康"，需要以普及健康生活、优化健康服务、完善健康保障、建设健康环境、发展健康产业为重点。因此，未来我国医学地理学也会围绕《"健康中国2030"规划纲要》要求，针对生活行为方式、生产生活环境以及医疗卫生服务等健康影响因素开展深入研究，推行健康生活方式，减少疾病发生，强化早诊断、早治疗、早康复，促进全民健康水平提高。

第三节 西藏医学地理学

一、西藏自然地理

1. 高原地形地貌

高原地表形态多样化，山体地貌差异大，严重制约当地交通发展。作为"第三极"的青藏高原是地球上最高、最厚、最年轻的高原，高山大川密布，地势险峻多变，地形复杂，平均海拔远远超过同纬度周边地区。其中海拔4 000 m以上的地区占青海全省面积的60.93%，占西藏自治区（以下简称西藏）全区面积的86.1%。其内不仅有平均海拔6 000 m的喜马拉雅山脉，有世界第一高峰珠穆朗玛峰（8 848.86 m），而且还有海拔3 000 m的雅鲁藏布江河谷平原和海拔仅1 503 m的金沙江。相比于高原边缘地区的起伏不平，高原内部反而存在一个起伏度较低的平缓地带。

位于第一级阶梯上的青藏高原分布着世界上中低纬度地区面积最大、范围最广的多年冻土区，占中国冻土面积的70%左右。阿尔金山脉、祁连山脉、昆仑山脉、巴彦卡拉山脉、唐古拉山脉、横断山脉、冈底斯山脉、喀喇昆仑山脉、喜马拉雅山脉等山脉纵横交错在青藏高原的各个地方。高原地表形态交通建设呈现出公路稀疏，分布不均，路况差的特点；铁路建设刚开始起步，建设难度大，目前仅建成一条进藏铁路；机场选址困难、运营等级低。因此，不管是陆路交通线路的铺设还是空中航线的开辟及机场的建造都是极大的挑战，这也严重制约了当地的交通发展，限制了经济和医疗卫生事业的发展。

2. 高原气候特点

高原气候受到青藏高原纬度、太阳辐射、大气环流、海陆分布形式、海洋流及地形结构等因素的影响形成了独特的气候特征。受高海拔影响，空气稀薄，大气压、氧分压低；太阳辐射强，日照时间长；气温低，温度日差大，年差小；大气绝对湿度低，风大、干燥。大部分地区降雨分布及年内分配不均，高山垂直气候明显，大致呈现出由西北向东南递减，干湿季节变化明显。高原地区处于地震带上，生态环境脆弱敏感，气候气象复杂多变，使得该地区自然灾害多发。这些特殊的气候特点对人员和生产生活都会造成影响。

3. 高原水文特点

冰川、湖泊、地下水以及地表河流使青藏高原成为一座平均海拔超过4 000 m的"超级水塔"，水塔的水通过外流水系和内流水系奔流而下，孕育了亚洲诸多文明。外流水系包括太平洋水系和印度洋水系，长江、黄河、澜沧江属于太平洋水系，雅鲁藏布江、怒江、狮泉河等则属于印度洋水系；内流水系主要包括中国最长的内流河新疆的塔里木河。藏北高原湖泊分布最多，是世界上最大的高原湖泊群分布区，共有370多个，总面积达3万km²，全区湖泊面积约占我国湖泊总面积的一半。

4. 高原植被特点

受到高原垂直气候带的影响，高原植被由东南向西北呈现出由森林到草甸，由草甸到草原，由草原到戈壁，植被逐渐减少的变化趋势。山地森林植被主要分布于藏东、喜马拉雅山南坡、天山山脉东侧一带。不同的高原植被特点在影响物种数量的同时，还会导致各种地方病传染病的发生，需要重点关注。

二、西藏人文地理

高原地区原住民主要以放牧为生，语言、生活习惯、宗教等与内陆差异明显。高原地区物资匮乏、医疗卫生条件简陋，地方病、传染病情况复杂，医疗卫生机构分布不均等综合因素导致当地的物资补给、卫生服务、医疗设备等大多需要从内地长途运输，因此医疗卫生事业发展相对落后。

三、西藏医学地理

1. 高原环境特发病

平原人急进 3 000 ~ 3 500 m 海拔地区，急性轻症高原病发病率为 90%，急进 3 500 ~ 4 000 m 时为 95%，在 4 000 m 以上则高达 99%，发病率高，严重影响高原作业能力。1962 年，印军进犯我国边界时，一支未经高原习服的 2 000 人部队在海拔 3 000 ~ 5 000 m 高原作战中，前 3 天因急性高原病而失去战斗力者有 840 人，占 42%，经过 2 周后仍有 1/8 的士兵不能参战。因此提高平原人进入高原的高原适应能力，必须面对高原病这个难题。

随着人们对高原认识的逐渐增加，对高原病的病因也形成了一定共识，相较于平原环境，高原缺氧是平原人所要面对的主要挑战。不管是对急进高原的平原人，还是对世居高原的藏族人，不管是急性高原病，还是慢性高原病，高原缺氧都起着关键的作用。目前对急性高原病的研究表明，高原病患者所表现的多种病理改变的主要原因也是缺氧。随着高原医学的发展及高原习服研究的深入，极大地降低了平原人进入高原后的高原病发生率，提高了对高原环境的适应能力。通过一些措施的实施也相对提高了平原人进入高原后的运动能力，降低了高原环境对平原人的影响。

2. 高原地区地方病

调查发现高原地区许多疾病发病率均高于平原地区，特别是一些严重影响人口素质水平和居民健康状况的地方病仍然高发。由于地理屏障的隔离，高原地区许多地方与外界隔绝，人员进入自然疫源地生产生活必然要面对这些地方病的威胁，只有充分了解高原自然疫源性疾病和生物地球化学性疾病的现状和特点，才能更好地防范和有针对性地降低疾病的患病率，保障高原地区人员的健康。

地方病可以分为自然疫源性和化学元素性，疾病的发生与地理环境中的物理、化学和生物因素关系密切。地方病主要发生于广大农村、山区、牧区等偏僻地区，并且病区呈灶状分布。随着西藏预防控制机构的建立和完善，当地基本遏制住了鼠疫、结核病、麻风病、大骨节病、麻疹、白喉、百日咳、破伤风、脊髓灰质炎等传染病及大多数发病率较高地方病的势头。但在高原牧区或无人区，卫生条件差，旱獭、老鼠、蜱、高原螨、恙虫等致病菌的宿主广泛存在，为自然疫源性疾病的传播创造了条件，这些地区的自然疫源性疾病发病风险较高。另外高原地区由于化学元素缺乏和摄入过多导致的化学元素性疾病也不鲜见，由化学元素缺乏导致的疾病包括硒缺乏病、碘缺乏病；由化学元素摄入过多导致的疾病包括地方性氟中毒和砷中毒等。这些疾病是医学地理学研究和医疗卫生保障的重点。

3. 高原地区心理卫生特点

平原人进入高原所要面临的不仅是简单的远离家乡，还要面对高原特殊环境所带来的身体不适，以及对新环境的重新适应，这一切都会引起心理应激状态的改变。研究显示，高原作业人群在高原特定的环境条件下会存在一定程度的心理应激不良，而心理应激不良的严重程度与所处海拔高度及驻守时间有关；这些心理应激不良可导致不同程度的心理障碍，涉及认知能力、心理运动能力、人格及睡眠等多个方面，往往也会通过生理反应表现出来，如心血管反应、胃肠反应、支气管反应等。高原环境的特殊性不仅会使进入高原人员的生理产生较大的改变，还会对其心理状态产生较大影响，因此在高原病的发病原因中心理应激不良也是不容忽视的。良好的心理卫生条件不仅可以降低高原病的发病率，还可以提高进入高原人员的生产生活能力。

鉴于医学地理学通过对行动相关地域的自然地理、人文地理、医学地理条件的综合应用，使得其在医疗卫生发展特别是特殊环境下的医疗卫生保障中的作用越来越重要，为现代医学的发展提供了重要支撑，为经济建设和社会发展提供了必要条件，对人民健康和社会进步具有重大意义。

四、青藏高原二次科考

青藏高原平均海拔在 4 000 m 以上，受高海拔、高寒缺氧、强紫外线和高原元素地球化学异常、复杂多样的虫媒生态环境等因素的影响，青藏高原是全球高原病的集中分布区和我国多种地方病、自然疫源性疾病的高发区，对青藏高原原住民造成长期健康危害，并威胁着外来人口的健康和生命安全。高海拔情况下，未经习服人员快速进入，容易发生急性高原病，其中以急性高原反应发病率最高，到拉萨可达 50%，玉树地震时救援人员发病率高达 80% 以上，处理不当可发展为致命性的高原性肺水肿或高原性脑水肿。曾经西藏和青海地方病流行十分严重，病情重、病种多，分布广，所有地（市）均不同程度地存在地方病危害，主要有大骨节病、地氟病、碘缺乏病，同时在高原西部阿里地区和高原东部黄河流域存在局部高砷水源暴露的问题，以大骨节病和饮茶型地氟病的危害最为突出；除地球化学性地方病外，鼠疫和包虫病等自然疫源性疾病在青藏高原的危害也十分严重。其中青藏高原喜马拉雅旱獭鼠疫疫源地分布广、面积大，西藏和青海分别判定发现鼠疫疫源县 52 个、30 个，两省区喜马拉雅旱獭鼠疫疫源地面积累计达 52.64 万 km^2，在疫源地内连年检出细菌学阳性，动物间鼠疫活跃，防控形势严峻。揭示高山地方病分布变化规律和防控机制，阐明高原病发病风险因素以及世居高原人群高原适应的遗传学机制，提出针对不同人群的高原习服措施及健康保护对策，是保障青藏高原人民、援建军民和短居人口健康的重要基础工作。为此，第二次青藏科考任务六"人类活动与生存环境安全"设立"高山地方病与高原生理适应"专题，开展高山病、高原地方病及其防控的综合科学考察研究，以期为提高青藏高原农牧民健康水平，保障外来人口生命安全提供科学支撑。

（王超臣　罗勇军　何威　郗笃刚）

·第二章　西藏健康地理·

第一节　西藏地区医疗卫生机构和人员

西藏自治区卫生计生系统贯彻落实自治区党委、政府决策部署,积极推进健康西藏建设,深化医改取得重大阶段性成效,公共卫生、疾病防控、医疗卫生服务能力逐步提升,生育服务管理、中医药等工作得到加强,综合监督水平不断提升,城乡居民健康水平持续提高。

一、卫生资源

1. 医疗卫生机构数量

2019 年末,全区医疗卫生机构总数达 6 940 个。其中医院 156 个,基层医疗卫生机构 6 635 个,专业公共卫生机构 147 个,其他医疗卫生机构 2 个(见表 2-1—表 2-4)。

表 2-1　西藏地区医疗卫生机构数——医院部分

医院	数量
综合医院	108
中医医院	0
中西医结合医院	1
民族医院	39
专科医院	8
护理院	0
小计	156

表2-2　西藏地区医疗卫生机构数——基层医疗卫生机构部分

基层医疗卫生机构	数量
社区卫生服务中心	9
社区卫生服务站	5
街道卫生院	0
乡镇卫生院	678
村卫生室	5 300
门诊部	0
诊所（医务室、护理站）	643
小计	6 635

表2-3　西藏地区医疗卫生机构数——专业公共卫生机构部分

专业公共卫生机构	数量
疾病预防控制中心	82
专科疾病防治院	0
健康教育所	0
妇幼保健院	57
急救中心	0
采供血机构	7
卫生监督所（中心）	1
计生服务机构	0
小计	147

表2-4　西藏地区医疗卫生机构数——其他医疗卫生机构部分

其他医疗卫生机构	数量
疗养院	1
医学科研机构	0
医学在职培训机构	1
统计信息中心	0
小计	2

西藏地区医院中，公立医院117个，民营医院39个。医院按等级分：三级医院13个（三级甲等医院9个，三级乙等医院4个），二级医院36个（二级甲等医院14个，二级乙等医院21个，二级丙等医院1个），一级医院61个（一

级甲等医院31个，一级乙等医院2个，一级丙等医院28个），未定级医院46个。

西藏地区医院按床位数分：100张床位以下医院125个，100～199张医院16个，200～499张医院12个，500～799张医院3个。

西藏地区社区卫生服务中心，共9个，床位均在30张以下；社区卫生服务站5个，床位在10张以下3个，10张及以上2个。

西藏地区乡镇卫生院，共678个，床位均在100张以下，其中50～99张卫生院1个，30～49张卫生院3个，10～29张卫生院80个，1～9张卫生院520个，其余74个无床位。

西藏地区共有行政村数5 259个，所有行政村设有村卫生室，共有村卫生室5 300个，其中村办1 991个，乡卫生院设点2 282个，联合办159个，其他868个。

2. 卫生人员数量

2019年末，全区卫生人员总数达38 840人。其中卫生技术人员20 943人（见表2-5），乡村医生和卫生员12 412人，其他技术人员2 081人，管理人员1 336人，工勤技能人员2 068人。按城市农村划分，城市卫生人员14 453人，农村卫生人员24 387人。

表2-5　西藏地区卫生技术人员数

卫生技术人员	数量
执业医师	7 134
执业助理医师	2 237
注册护士	5 986
药师（士）	987
技师（士）	1 076
其他	3 577
小计	20 943

西藏地区每千人口卫生技术人员6.0人，低于全国平均7.3人的水平。其中每千人口执业医师2.0人，低于全国平均2.3人的水平；每千人口执业助理医师2.7人，低于全国平均2.8人的水平；每千人口注册护士1.7人，低于全国平均3.2人的水平。

西藏地区每万人口全科医生数 1.83 人，低于全国平均 2.61 人的水平。

西藏地区每千人口乡镇卫生院人员数 2.24 人，高于全国平均 1.56 人的水平。

西藏地区每千农村人口村卫生室人员数 6.2 人，高于全国平均 1.56 人的水平。

3. 卫生设施数量

2019 年末，全区医疗卫生机构床位数达 17 063 张。其中城市 8 516 张，农村 8 547 张。每千人口医疗卫生机构床位数 4.87 张，低于全国平均 6.30 张的水平，其中城市 4.57 张，农村 3.78 张。每千农村人口乡镇卫生院床位数 1.61 张，高于全国平均 1.48 张的水平。

4. 各地（市）卫生机构、床位和人员情况

西藏全区分为 7 个地（市），包括拉萨市、昌都市、山南市、日喀则市、那曲市、阿里地区和林芝市。2019 年末，部分地（市）卫生机构、床位和人员情况分布见表 2-6。

表 2-6 部分地（市）卫生机构、床位和人员情况

地区	机构数	床位数	人员数	卫生技术人员数
拉萨市	347	4 075	8 997	6 506
昌都市	290	3 402	3 969	3 163
日喀则市	324	3 482	4 259	3 680
那曲市	211	2 235	2 748	2 250

二、西藏地区医疗资源配置公平性

杨明兴等使用基尼系数和区位熵两种方法对西藏地区 7 个市区的机构数、床位数、卫生技术人员数、执业（助理）医师数、注册护士数分别以人口、地理为指标进行了公平性评价研究。基尼系数评价显示西藏地区大部分市区医疗资源指数都超过了 0.4 分割线，处于不公平状态；区位熵评价显示基于地理指标的公平性要优于人口指标。

1. 西藏地区西北部和东南部医疗资源配置的公平性差距明显

西藏地区地势呈西北高—东南低的分布，位于西藏地区西北的阿里地区平均海拔 4 500 m，当地气候寒冷干燥、全年降雨稀少、昼夜温差大，阿里地区经济欠发达，医疗资源落后。阿里地区在地理的公平性评价中，区位熵指数聚集在 0.1 ～ 0.2 区间，表现出阿里地区在按地理分布的医疗资源配置中极不公平；在人口的公平性评价中要稍好于地理分布，床位数 1.19 的区位熵指数提示相对公平，其余四项区位熵指数均在 0.6 ～ 1 之间，相对较不公平。阿里地区的医疗资源配置不足问题严重影响了阿里地区的经济发展和民生工程建设，医疗保障是一个地区发展的重要指标，医疗健康水平与贫困程度呈高度正相关。而位于西藏地区东南的林芝市，无论是地理指标还是人口指标，医疗资源都相对公平。

2. 医疗人员配置不足，其中注册护士配置不公平突出

在全国医疗人员配置中，西藏地区的医疗人员缺口庞大。在西藏地区医疗人员配置公平性评价中，注册护士的基尼系数值在人口、地理两个指标中分别是 0.56 和 0.64，都为最大，表示注册护士配置为西藏地区所有医疗资源中最不公平的一项。特别在以地理为指标的区位熵指数中，阿里地区 0.13 与拉萨市 15.31 形成鲜明的对比；以人口为指标时，7 个市区中有 5 个市区的区位熵指数小于 1，也处于不公平状态。西藏地区应积极利用国家对口援藏的政策和借助当地军队先进的技术发展当地的医疗服务系统。其一，第九批援藏的 2 008 名干部已于 2019 年抵达西藏地区，其中医疗组团有 181 人，政府需合理分配，对公平性低的阿里等地区加大支援力度，目前西藏地区唯一的医学院校西藏藏医药大学自身培养医学生的质量和数量还达不到西藏地区本地需求量，援藏人才需要把适用于高原地区开展的技术手段和管理方法带给各市区医院和学校，并适时引入相关设备，提高学校高素质人才培养效率的同时提高医疗点的服务质量；其二，借助军民融合发展，与驻军医院开展联合培养和住院规培等合作，以提高医疗人员数量、质量以及公平性。

3. 以地理为指标的医疗资源配置公平性优于人口指标

在地理指标的区位熵公平性评价中，除了阿里地区和那曲市的所有医疗资源配置以及日喀则市的注册护士不公平以外，其余市区的医疗资源配置都公平，但由于阿里地区和那曲市过低的区位熵值与拉萨市过高的区位熵值差距太大，所以在地理指标的基尼系数评价中，床位数、卫生技术人员、执业（助理）医师和注册护士整体仍处于不公平状态；在人口指标的区位熵公平性评价中，虽然每个市区的区位熵值差异较小，但是在西藏地区 7 个市区中，每项医疗资源都有 5 个市区不公平，整体仍是不公平状态。政府应结合地理因素和人口因素综合考虑，对于人口密度大的区域要着重考虑人均公平性，对人口稀疏的区域要着重考虑地理公平性。重点照顾阿里地区与那曲市的医疗资源配置，是平衡西藏地区医疗资源公平性的关键。

（余漩）

第二节　卫生环境与卫生习惯

一、居住卫生

根据所处环境的不同，藏族民居主要分为碉房和帐房两类。随着经济建设发展，在西藏自治区，城镇居民绝大部分已经住上了钢筋混凝土的住宅，居住卫生条件与内地相比已无太大差异。即便是农区，很多藏族群众已经住上了有藏族特色的固定式民居，由土木结构变成了砖石结构，居住条件大为改善，人畜混住情形已逐步消失。

藏族固定式民居的外部布局大抵为一宅一院的封闭式院落。院落主要由两部分组成，一为住宅，二为院墙。住宅部分的平面组合有"一"字形和"下"字形，也有四合院。"一"字形的其余三方为院墙，"下"字形的两方为院墙，四合院则以房屋四周的围护墙作院墙，中有一天井。农区的农民和城镇一般百姓的住宅以一字形居多，四合院则多为身份显赫的僧俗上层的深宅大院。

住宅多以一至三层为主，很少有四层以上的。房子顶层是经堂，中间一层住人，下面关牲畜，体现了天神、人以及自然界的三界统一。在功能划分上，为了满足关拦牲畜、储藏物品、供主人居住、供主人礼佛等需求，民宅设置了牲畜棚圈、居室、储藏室、经堂。两层以上住宅，底层为畜圈，只有一门进出，墙上不开窗，仅在靠近楼层处各开有气洞一个，洞口内低外高，斜向天空，外小内大，略可见光。二楼及二楼以上分别作居室、储藏室和经堂。在一般百姓中，居室是家庭的活动中心，做饭、吃饭、睡觉、待客、聚会等饮食起居多在居室中进行。居室的大小视其家庭人口的多少和经济状况确定。二楼及二楼以上都有一敞间与楼井连接，便于通往各室，而在敞间附近挑出墙外设一厕所。上下层之间多用圆木刻级制成独木梯，独木梯为活动楼梯，可随意搬动。绝大部分地区的民宅屋顶部分皆为平顶，其作用颇多，一是作晒台，主要晾晒粮食；二是堆放粮食和草料；三是用于观察瞭望。许多地方的民宅在平顶上都设有假层，即敞口楼，主要用以堆放、晾晒杂物、草料等。在平顶女儿墙的墙角上，还建有供煨桑用的"松科"和供插嘛呢旗的墙垛。

在牧区，尤其是在阿里、那曲的广大游牧地区，帐房是牧区群众主要的居住形式。帐房的平面一般为方形或长方形，用木棍支撑高 2 m 左右的框架，上覆黑色牦牛毡毯，四周用牛毛绳牵引，固定在地上。帐房正脊留有宽 15 cm 左右、长 1.5 m 的缝隙，供采光和通风。帐房内部周围用草泥块或土坯垒成高 40 ~ 50 cm 的矮墙，上面堆放青稞、酥油袋和牛粪。帐房内陈设较为简单，中间置火灶，灶后供佛，四周地上铺以羊皮，供坐卧休憩之用。这种帐房制作简单，拆装灵活，运输方便，是牧区群众为适应逐水草而居的流动性生活方式所采用的一种特殊的建筑形式。另外，还有一种布帐篷，遮盖面较小，夏季无雨时住人佳，锅台需筑于帐外。

近年来，西藏自治区逐步开展安居工程建设。实施以来，西藏还大力推进"八到农家"（水、路、电、通信、广播电视、沼气、优美环境、邮政）工程，至今已在 5 453 个行政村实现村村都有综合活动场所的目标；新增 159 个乡镇的 1 659 个行政村通公路，新增用电人口 74 万人，新增安全饮水人口 95.24

万人，基本实现了行政村村村通电话，广播、电视覆盖率分别达到 90.28%、91.41%，13.5 万户农牧民用上了沼气。安居工程的实施使西藏农牧民人均住房面积增加了 20% ~ 30%，农牧民第一次有了单独的卧室、厨房、牲畜棚圈，农牧民居住环境和卫生条件显著改善。需要注意的是，在广大的牧区尤其是在边境等不发达地区，帐篷居住的卫生较差，人畜混居，人畜粪便堆积，极易出现人畜共患病的流行。

二、饮水卫生

藏族群众用水非常讲究，每天早晨取新鲜水饮用。水源高的以涧槽引水入厨，水源低的由妇女背水，水源远的由男子赶牲畜驮水。取水有专用背水木桶，而储水有特制石缸、水箱、铜锅等。水瓢分铜、木质，并有大、中、小型，各自有其用途，并且在灶房壁橱备有专挂铜瓢的设施。随着居住条件的改善，城镇居民多用上了自来水，水质经净化处理后已达国家安全标准，能够正常使用。在农牧区，由于条件所限，还是以自然水源为主。

农牧区供水设施简陋，或者基本上无专门的供水设施。农牧民多从河道、水塘、山泉以及水井取水。由于气候变化和环境影响，部分水源减少或消失，水源供给无法保证。部分地区由于地形限制，长期靠远距离驮运。取水距离过长，大量的人力物力消耗在取水上。此外，农牧区水源多存在不同程度的污染。农牧民在从事生产生活过程中，使用的农药、化肥等化学产品，处置不当的生活垃圾以及人畜粪便等，其中含有的各种污染物，包括氮磷物质、无机盐、重金属等各种有机和无机污染物，经过渗漏等途径污染水源。此外，还存在河流上游的工业污染的情况。边境部分地区的水源浑浊度较高，尤其是放牧经过的地区水源受到各种细菌的污染，大肠杆菌超标严重。因此，要注意水源的选取，尽量选取天然流水，或者携带净水药品处理后再使用。

三、饮食及食品卫生

藏族日常饮食与其生产生活方式密切相关，农区、半农半牧区和牧区均有较大差异，饮食制作方式也有较大不同。总的来说，藏族传统的日常饮食主要包括糌粑、面粉（冬小麦）、肉类以及奶制品。

糌粑是藏族的主食，是用青藏高原高海拔地区特有的麦类植物青稞加工而成。青稞是青藏高原生长的一类野生作物，经过长时间的不断培育，现已成为藏区农作物的主要品种。虽然各地对糌粑的制作有差异，但都是将青稞炒熟后用水磨或者石磨将其磨成面粉。食用时取一碗，倒入热茶，放一块酥油，根据情况加入糌粑，同时还可根据情况适度加入碎奶渣或者白砂糖，用手调和均匀后，揉捏成团而食。目前，抓糌粑是午餐或者劳动时的主食，可辅以酥油茶、辣椒以及干牛羊肉等。

西藏自治区以牧业和半农半牧为主，其饮食结构也与当地的产业密切相关。牛羊肉是藏族同胞日常生活的重要食品，在牧区更是牧民的主要食品，多将鲜肉或冻肉用清水煮熟，再用小刀切割食用，也可与其他食物一起炖煮。此外，风干牛羊肉也是极具藏族特色的肉类食品。西藏各地均有制作风干肉的习惯，且以藏北草原的风干肉质量为最佳。制作时将牛羊肉切成长细条状，加上盐及辣椒粉等材料，存储于专门的储藏室内，经数月后自然风干，即可食用。

除牛羊肉外，奶制品也是藏族群众日常生活的主要食品之一，包括鲜奶、酸奶、酥油以及干酪等。日常饮用以牦牛奶为主，而羊奶多用于提炼酥油。酥油是藏族饮食结构中的重要组成部分，其生活几乎离不开酥油。酥油不仅供自家食用，也是换取粮食、物品和交易买卖的重要商品。其中，酥油的提取以夏、秋季为最佳，而且牦牛的酥油质量最好。

藏族的日常饮料以茶和酒为主，茶包括酥油茶、甜茶以及清茶，其中酥油茶最多。酒包括青稞酒以及藏白酒，以青稞酒最常见，也最受欢迎。随着经济水平的不断提高，内地各种品牌的白酒、红酒、啤酒以及各种饮料也已进入了藏族群众的生活。酥油茶是藏族的第一饮品，是藏族同胞日常生活中不可或缺的重要组成。其制作主要包括两个步骤，一是熬制茶汁，二是打茶。由于藏族居住的地区交通不便，熬制茶汁多来源于砖茶或者沱茶，加水后熬煮成浓汁，存入茶罐备用。打茶时取部分茶汁，再根据个人口味加入适量开水以及盐等，放入茶桶，并加入酥油，反复上下打制。打好的茶放置于保温瓶中，尤其是节假日外出时，经常可见藏族同胞带着很多瓶打好的酥油茶。

总的来说，由于西藏特殊地理条件限制，当地饮食结构以高脂、高蛋白、高盐为主，蔬菜和水果较少，维生素摄入量低，容易诱发维生素缺乏相关疾病以及胃肠道肿瘤等。风干的牛羊肉里面有时会含有包虫卵，食用后可能导致包虫病的发生。此外，酥油茶中的茶叶以砖茶和沱茶为主，氟含量特别高，导致藏族人群中发生饮茶型氟中毒的患者较多。因此，在藏区饮食时，一方面要尊重当地的饮食习惯和风俗，另外一方面要添加蔬菜水果。为预防饮茶型氟中毒，在熬制茶汁时注意尽可能捣碎砖茶，先用开水洗一次，再将剩下的茶叶熬煮。

四、公共卫生

自 1951 年和平解放以来，在党和国家的大力支持下，再加上全国各地的援助，西藏自治区公共医疗卫生事业取得了极大进步，西藏人民目前已经享受到了越来越好的医疗保障。但是由于独特的地理环境和自然条件，同时也受到当地经济发展水平、社会文化历史、宗教以及个人卫生习惯等因素影响，西藏自治区公共卫生的服务质量和水平与内地相比依然存在着较大差距。需要高度关注的是，这些差距也成了导致西藏社会不稳定的重要因素。

西藏地广人稀，卫生资源分布极不均衡，西北部和东南部差距明显，优质的医疗卫生设施和技术人员大多集中在城市，主要在拉萨。在广大的农牧区，专业卫生技术人员数量远远不足，其中阿里地区最为明显，这也严重影响了当地的经济发展和民生建设，对稳定脱贫攻坚战的成果形成了巨大挑战。尽管政府对医疗卫生机构设备和基础设施的建设已加大投入力度，但西藏基层的公共卫生服务仍旧难以展开，主要原因就是卫生服务人员的数量和素质难以满足人民卫生服务需求。在西藏，各级医疗机构都普遍存在缺编的现象，一方面由于基层的工作、生活条件和个人的发展空间都与内地存在不小的差距，很难留住已有人才；另一方面由于基层医疗卫生机构的卫生人员得不到及时更新换代，更加难以培养出优质的医疗卫生人员。

目前，西藏自治区的各级医疗机构已较为健全，但仍需补充疾病预防与保健工作相关专业技术人员。西藏的卫生人员大多比较年轻，且男性多于女性，卫生人员所在科室也大多为临床科室，仅有少数在预防保健科室，表明西藏基层医疗卫生机构开展的主要还是临床工作，从事预防保健的人员相对缺乏。西藏各级各类医疗机构的每床占用业务用房面积远高于全国平均水平，但疾控工作尚未得到明显重视，许多疾病预防控制中心现有设施设备与满足卫生防控的需要尚有很大差距，尤其是交通工具和仪器设备。

尽管当地按照行政区划设立了各级医疗机构，但是卫生资源的利用率较低。在西藏，医疗机构的级别越低，卫生人员需要承担的公共卫生服务工作量越多，反而是地市级医疗机构的卫生技术人员日均担负诊疗人次要低于全国平均水平。这可能是由于基层公共卫生服务人员数量较少，所以需要承担的公共卫生服务压力较大，而地市级医疗卫生机构卫生技术人员较为充足，提供公共卫生服务的压力较小。从病床使用率上来看，则是较高级的医疗卫生机构要高于基层卫生机构，但与全国平均水平相比其使用效率仍较低。

和全国其他地方相比，西藏自治区公共卫生服务的效应发挥还受到居民宗教观念的影响。在偏远地区尤其是经济水平发展落后的地区，当地群众出现健康问题后较少到医疗机构诊治，转而求助缺少医疗背景知识的宗教机构。后者常以神话或者鬼怪之说解释，容易延迟治疗而加重患者病情，导致严重后果。

五、环境污染与保护

西藏地区人民群众环境保护观念较强，环境污染物种类较少，含量也较低，使得整体环境水平较高。但是随着西藏自治区经济建设的发展，尤其是旅游季节大量外来游客涌入，以及工业的发展，环境污染有抬头趋势。西藏生态环境脆弱，一旦发生污染，恢复极为困难，因此需要加大环境污染的监测以及环境保护力度。

西藏自治区生态环境厅发布的《2020 年西藏自治区生态环境状况公报》提示，2020 年西藏全区生态环境质量持续良好，多项监测数据提示全区生物多样性和生态系统总体保持稳定，仍然是世界上生态环境质量最好的地区之一。

在空气污染防治方面，通过产业、能源、运输和用地结构调整，推进防风固沙绿化、扬尘、柴油货车污染治理、散乱污企业排查整治、工业企业达标排放等污染控制，进一步改善环境空气质量。2020 年，全区环境空气质量整体保持优良，全区环境空气平均优良天数比例为 99.4%，拉萨市平均优良天数比例为100%，在全国168个重点城市中排第2位。其他市（地）环境空气平均优良天数比例分别为日喀则市99.4%、山南市99.4%、林芝市100%、昌都市100%、那曲市99.7%、阿里地区97.0%。珠穆朗玛峰区域环境空气质量继续保持在优良状态，达到一级标准。

水质监测结果提示，全区主要江河、湖泊水质整体保持良好。按照我国生态环境部颁布的《地表水环境质量标准》，绒布河水质达到Ⅰ类，澜沧江、金沙江、雅鲁藏布江、怒江干流水质达到Ⅱ类，拉萨河、年楚河、尼洋河达到Ⅲ类。纳木措、班公措、羊卓雍措水质总体达到Ⅱ类，色林措水质达到Ⅲ类。在地市一级的城镇驻地，集中式生活饮用水水源地水质均达到《地表水环境质量标准》和《地下水质量标准》Ⅲ类。全区划定了141个县级及以上城市和1个万人千吨农村集中式饮用水水源保护区，设区城市、县城及以上城镇污水集中处置率分别为96.28%、78.06%。

在土壤污染防治方面，实施土壤污染风险分类管控，受污染耕地安全利用率达91%，受污染建设用地安全利用率达100%。全区土壤监测点提示土壤环境质量状况处于安全水平。全区设区城市、县城及以上城镇生活垃圾无害化处置率分别为99.63%、97.34%，有效防止了生活垃圾对土壤的污染。

在辐射环境方面，全自治区保持良好。全区9个自动监测站的连续γ辐射空气吸收剂量率监测结果提示，辐射幅度变化为125.2～209.1 nGy/h，气溶胶、气碘、土壤和沉降物等辐射监测值均处于当地天然本底涨落范围之内。全区7个地级集中式饮水水源地的水总α活度浓度范围为0.03～0.13 Bq/h，总β活度浓度范围为0.05～0.30 Bq/h，符合国家《生活饮用水卫生标准》（GB 5749—2006）。电磁辐射强度监测结果提示范围在0.56～3.23 V/m，满足低于《电磁工作环境限值》规定的12 V/m（30～3 000 MHz）的要求。

西藏全面推进生态安全屏障建设，深入实施《西藏生态安全屏障保护与建设规划》。持续开展国土绿化行动，完成营造林和沙化土地治理，消除"无树村""无树户"。在拉萨全面实施了山水林田湖草沙生态保护修复和水系连通工程，拉萨市、山南市和阿里地区获得第四批国家生态文明建设示范市（地区）称号。截至2020年底，西藏已建立各类自然保护区47个，其中国家级

11 个，自治区级 12 个，地（市）县级 24 个，包括国家级森林公园 9 处，国家级湿地公园 22 处，地质公园 3 处。总面积达 41.22 万 km²，占全区国土总面积的 34.35%。在草原和湿地方面，西藏自治区现有天然草原面积 13.34 亿亩，可利用草原面积 11.29 亿亩。现有各类湿地总面积为 652.90 万公顷，居全国第 2 位，共有河流湿地、湖泊湿地、沼泽湿地和人工湿地等 4 类 17 型，是我国湿地类型最齐全，数量最丰富的省区之一。

（陈郁　谭超）

第三节　西藏动物分布

一、动物种类

西藏是世界上生物多样性最为丰富的地区之一，是生物多样性的重要基因库。根据《2020 年西藏自治区生态环境状况公报》提示，截至 2020 年底，西藏在全国第二次陆生野生动物资源调查期间，已正式发表新物种 5 个（白颊猕猴、陈塘湍蛙、喜山原矛头蝮、察隅湍蛙和林芝湍蛙）、中国新记录物种 5 个（东歌林莺、简氏红鞭蛇、棕额啄木鸟、戴帽叶猴和波普拟蟾）、西藏自治区新记录物种 23 个。《全国第二次陆生野生动物资源调查西藏自治区调查报告》表明，西藏动物种类极为丰富，野生脊椎动物 1 072 种，其中两栖纲有 3 目 9 科 26 属 68 种，爬行纲有 2 目 17 科 58 属 107 种，鸟纲有 22 目 85 科 307 属 700 种，哺乳纲有 11 目 29 科 99 属 197 种。西藏现有国家重点保护的野生动物 219 种，其中一级保护动物 67 种，二级保护动物 152 种，被列入《濒危野生动植物种国际贸易公约》附录的动物有 162 种。

二、主要动物

在藏北高原上，常见的兽类有野牦牛、藏羚羊、野驴、岩羊、盘羊、黄羊、狐狸、狼、马熊、雪豹、豺等。其中，藏羚羊、野牦牛、野驴以及盘羊是青藏高原特产珍稀动物，有很高的观赏价值，同时也是国家保护动物；此外，白唇鹿为中国所特有，也是世界珍稀动物，被列为国家一级保护动物。藏羚羊被称为"可可西里的骄傲"，是我国特有珍稀物种，列入了《濒危野生动植物种国际贸易公约》，是国家一级保护动物。随着生态环境保护的逐步推进，野生动物栖息地基本保持原生自然状态，雪豹、盘羊和岩羊等野生动物恢复性增长明显。除藏羚羊外，西藏野牦牛种群数量由20世纪的几千头，至今已达到2万余头；黑颈鹤数量从20世纪不足2 000只，至今已有万余只；滇金丝猴由20世纪末西藏新纪录时不足600只的群体，现已达到800余只；曾被国际社会认为已经灭绝的西藏马鹿，由发现时的200余头，至今已超过800头，并且种群仍在不断扩大。

受西藏全区地形影响，从西北到东南，海拔呈逐渐下降趋势，不同区域也有着不同的动物分布。在喜马拉雅南坡热带和亚热带的常绿阔叶林中，生活着长尾叶猴、熊猴、猕猴、麂子、毛冠鹿、野牛、红斑羚，以及鬣羚、金钱豹、云豹、黑猫、青鼬、果子狸等喜暖动物。随着海拔升高，在温带针叶阔叶混交林和针叶林中，有小熊猫、马鹿、獐子，以及白唇鹿等喜冷耐寒动物。而在海拔4 000 m森林线以上，塔尔羊是常见的大型动物。在永久雪线附近，活动着雪豹以及善于翻山越岭的岩羊。

（陈郁　谭超）

第四节　西藏植物分布

一、植物种类

现有调查显示西藏有野生植物9 600多种，其中西藏特有植物1 075种，各类珍稀濒危保护野生植物383种。其中，国家级重点保护野生植物152种，自治区重点保护野生植物40种，有214种珍稀濒危野生植物列入《濒危野生动植物种国际贸易公约》附录。由于很多地方人迹罕至，随着调查的深入，极有可能发现新的植物物种。高原内部的生态条件差异悬殊，植物种类数量的区域变化也十分显著。如高原东南部的横断山区，自山麓河谷至高山顶部具有从山地亚热带至高山寒冻风化带的各种类型的植被，是世界上高山植物区系最丰富的区域，高等植物种类在 5 000 种以上。而在高原腹地，具有大陆性寒旱化的高原气候，植物种类急剧减少，如羌塘高原具有的高等种子植物不及 400 种。再到高原西北的昆仑山区，生态条件更加严酷，所采到的植物种类也只有百余种。高原北部的柴达木盆地虽然海拔高度低至 3 000 m 上下，但气候极端干旱，盆地内种子植物约 300 种，加上周围山地，种类可在 400 种以上。整个高原地区植物种类的数量是东南多、西北少，呈现出明显递减的变化趋势。

按照植物种类的地理成分，青藏高原各地也有显著的区域差异。青藏高原南缘的低海拔地区属古热带植物区，热带地理成分占优势，种属数虽较多，每属内所含的种数却较少，起源大都比较古老。如三尖杉科的印度三尖杉，买麻藤科的买麻藤，金缕梅科的阿丁枫，龙脑香科的羯布罗香等。高原东南部的森林植物区，以中国—喜马拉雅成分为主，含有数量众多的木本植物，组成各种类型的森林，如壳斗科、茶科和樟科的一些常绿树种，高山栎类植物以及针叶林中的代表树种，如高山松、乔松，多种冷杉和云杉等。

在高原内部，许多种、属植物是在高原强烈隆升过程中逐渐适应寒冷干旱的生态条件而发展起来的。典型代表植物如小蒿草、紫花针茅、固沙草、西藏蒿、垫状驼绒藜等。高原的西北部和柴达木盆地等干旱区域则以亚洲中部荒漠成分为主，如驼绒藜、膜果麻黄、合头草、蒿叶猪毛菜、沙生针茅等。典型的温带和高山成分如金露梅、羊茅、珠芽蓼等在高原上分布比较广泛，常为高山灌丛和草甸的组成成分。

针叶林是青藏高原上分布最广的森林类型，其中常绿针叶林有松林、铁杉林、云杉林、冷杉林、圆柏林、柏木林等；落叶针叶林有落叶松林。针叶林的乔木通常高大、挺直，单位面积蓄积量高，能提供经济用材和大量林副产品，具有重要的经济价值。而高原上的针叶林多分布于江河上游山区，在保持水土、改善环境方面有明显的生态功能和效益。松林主要由云南松、高山松、乔松和长叶松组成，前两种分布在察隅和横断山区，后两种见于喜马拉雅山脉南翼。喜阴湿的铁杉林主要分布在高原南缘潮湿地区的山坡上。铁杉苍劲挺拔，高可达 30～40 m。铁杉林内比较阴湿，下层乔灌木和草本较多，树干上多长满苔藓。由云杉和冷杉组成的森林通称为暗针叶林，在高原东南部山地分布很广。林内乔灌木较多，地表苔藓层较发达。云杉林通常分布的海拔高度低于冷杉林，在湿润区域则可生长在阳坡上。由于它较耐寒旱，常见于林芝地区。在青藏高原北缘东祁连山生长有青海云杉林；至叶城以西的西昆仑山，在较湿润的峡谷阴坡上则有零星的雪岭云杉林成斑状分布。柏木林分布局限，在雅鲁藏布江中游朗县境内以巨柏为建群种。高原东部及东北部则以祁连圆柏林为主。落叶针叶林以大果红杉和西藏落叶松为主，前者分布在横断山区，后者以西藏东南缘山地为主，比较耐寒，耐瘠薄，对土壤条件不苛求，分布海拔较高，有的还构成森林上限或顽强生长在冰碛物上。

二、植物资源

在青藏高原区内种类繁多的野生植物中蕴藏着包括药材、纤维、淀粉、糖类、油料、香料、鞣料等各种类型的资源植物，长期以来被各族人民广泛应用。从湿热区域的油瓜到高寒山顶的雪莲，自湿润高山的贝母到半干旱、干旱条件下的枸杞、罗布麻，它们广布在高原上，组成丰富的资源宝库，需要注意保护，合理地开发利用。

药用植物在高原上分布广，既有常用的中草药，也有用途特殊的藏药。比较著名的中药材有大黄、党参、龙胆、贝母、丹参、虫草、黄芪、羌活、柴胡等。这些药材产量较大，除满足高原地区需要外，还可运往外省区甚至畅销国外。过去从印度进口的胡黄连是高原南缘喜马拉雅高山地区特有的药用植物，在藏南聂拉木、亚东、错那、察隅等地高山上均有较多分布，现已组织采收，供国家生产黄连素等药物和代替黄连。一些名贵药材如天麻，在波密、林芝和察隅等地都有不少分布。广布在藏南的西藏狼牙刺，资源量很大，其种子是治疗黄疸型肝炎的良药，全植株含有生物碱，可进一步研究其用途。此外，还有一些重要的药用植物尚未引起注意，如高原东南部高山上分布的小叶杜鹃类的许多植物所含的芳香油是治疗慢性支气管炎和其他疾病的优良药物，可用简易方法蒸馏提取，可考虑组织开发利用。藏药中就有900余种是植物药，其中大部分生长于高山地区,这类药物对于治疗高原地区的常见病诸如上呼吸道感染、风湿性关节炎、肝炎、消化道溃疡、肺和心血管等方面的疾病具有特殊或显著的疗效。如小叶棘豆用于消炎,绿绒蒿用于镇痛,岩白菜作为在一定程度上可代替抗生素的新药也已开始生产。雪莲花是高山特产,它性味苦,微寒,是治疗风湿性关节炎、肝炎、胆囊炎和一些妇科疾病的良效藏药。

含糖和淀粉的植物很多,除天南星类植物的淀粉有毒,不能食用以外,有许多可以直接或简单加工处理供人、畜食用或作为医药、轻工原料。在森林地区中有资源量很大的壳斗科植物高山栎、刺榛、刺栲,各种薯蓣、树蕨、莲座蕨等和高山草甸地区分布的珠芽蓼、蕨麻等。含糖植物中的一些多汁浆果如蔷薇、悬钩子、沙棘等适合酿造酒、酱,制作果干、蜜饯等,有些种类如缫丝花、沙棘的果实中不仅含有很高的糖分,而且富含维生素 C、A 或 B 族维生素,是一种很好的辅助营养品。此外,在墨脱地区有被誉为"糌粑"的青棕,而棕榈科植物桄榔的髓心含有大量纯净的淀粉,可以直接取作各种食品,该植株抽出的花序割破后流出的汁液可以直接熬制砂糖,每株产糖 10～15 公斤,是一种值得研究、推广的糖料植物。

纤维植物在高原上也很丰富,以荨麻科、锦葵科植物的韧皮纤维质量最好,可以纺织布匹,人造丝绸,麻袋、绳缆等。主要种类如水苎麻、艾麻、苎麻、芭蕉、瑞香、小叶朴等多分布于海拔较低的林区,在其他地方则有罗布麻、芨芨草、鬼箭锦鸡儿等。梧桐科的苹婆枝条纤维坚韧、耐水性强,可作绳索及麻类的代用品,也可造纸。棕榈科的白藤有两三种,有的长达百余米,墨脱地区居民用它们在汹涌急湍的雅鲁藏布江峡谷上架起了别具一格的藤网桥;还用藤篾编织精美的盒篮和背篓。

油脂可以食用的植物主要有华山松、光核桃、油瓜等。油瓜或称猪油果,是墨脱地区一种葫芦科的大藤本植物,每年 6 至 7 月份果实成熟季节,群众就上山采摘以榨油或生食。据分析,油瓜种仁的含油量高达 72%～77%,是一种很有引种驯化价值的野生油料作物。工业用的油脂植物种类较为丰富,主要有三桠乌药、青香木姜子、大籽蒿等。在油脂植物中,禾本油脂植物占有很大比重,而且含油率也较高,一般都在 40%～70% 左右。有些种类油脂所含化学成分对医药和化学合成方面很有用处。芳香油植物分布广、种类也多，如三股筋香、薄荷、香薷、灰毛莸、鼠曲草等，一般用简单的蒸馏装置就可以提取各种芳香油。芳香油是制造香精、香料和医药的重要原料，广泛用于日用化工、食品、烟草、彩色胶片、稀有金属矿的浮选等方面。用以提制栲胶的鞣料植物很丰富，以各种云杉、落叶松、桦木、槭树、栎类、栲类等树木的皮层、果壳和总苞中鞣质含量较高，其他如普遍分布的金露梅、地榆、酸模等植物也含有很高的鞣质。栲胶大量用于制革、印染、石油钻探、医药和硬水软化等方面。青藏高原畜牧业很发达，皮革制造十分重要，对于栲胶的需用量也很大，因此应进一步利用好鞣料植物，提供栲胶，满足本地区需要。

今后，随着青藏高原地区经济发展和建设的需要，应对资源植物展开深入调查研究，加以合理利用。在开发时，对一些珍贵、稀少的植物应注意保护，选择一些经济价值大，而且又很稀有的植物进行人工栽培，扩大资源量，以满足生产和人民生活的需要。

（陈郁　谭超）

·第三章 西藏地理环境与高原病·

医学上将海拔 2 500 m 以上、能够引起明显的生物学效应的地区称为医学高原。平原世居人群在进入这一海拔及其以上地区时，部分个体由于对高原低氧环境的耐受力不足，导致出现了一系列高原适应不全的症状和体征，统称为高原病。根据其在高原停留的时间差异，分为急性高原病和慢性高原病。除高原病外，全身各个系统疾病如呼吸系统疾病、循环系统疾病和消化系统疾病等在高原地区也有特殊表现，治疗方式也不同于平原地区，需要引起高度重视。

第一节 急性高原反应

急性高原反应（Acute Mountain Sickness，AMS）是指由平原进入高原或高原进入更高海拔高原后，机体在短时间内发生的一系列急性缺氧表现，一般来说多在数小时至数天内发生，尤其是到达高原后的前 72 小时是发病高峰。

一、医学地理特征

急性高原反应是最常见的高原病，高原缺氧是其发病的主要原因。发病率占进入高原人数的 40% ~ 60%，海拔越高，发病率越高，如在海拔 5 000 m以上，发病率可超过 90%。一般来说，AMS 的发病率通常与到高原的速度、方式、高度，到高原的季节以及身体机能状态密切相关。近年来，随着急性高原反应预防体系的建立，有效降低了 AMS 的发生，如原成都军区报道 2003 年 12 月乘飞机到达拉萨（海拔 3 658 m）的新兵，急性高原反应的发病率仅为 28.6%。在没有做好预防工作时，AMS 的发病率会很高，还容易发生高原肺水肿和高原脑水肿等危急重症。吴天一等从抵达玉树地区的 20 000 名救援人员中，随机抽样调查了从平原来的 2 216 名救援人员，发现急性高原反应的发病率为 83.0%，高原肺水肿为 0.73%，高原脑水肿为 0.53%。其中，来自海平面的广东救援队最突出，全部队员均发生了不同程度的急性高原反应，部分队员缺氧症状明显，根本无力从事艰巨的救援工作而于第 5 天全部撤回。不仅是人，从平原来的搜救犬一开始也因急性高原缺氧而不能很好搜救，数日后才逐步恢复活动及搜救能力。进入高原的季节对 AMS 的发生也有着显著影响，如 1990 年 10 月进藏新兵的急性高原病发病率为 40.12%，无高原肺水肿发生，而 1991 年 12 月进藏新兵的急性高原病发病率明显增高，达 79.22%，且有 8 例高原肺水肿患者，原因是西藏拉萨地区 12 月份已进入严冬季节，相比 10 月份天气更加寒冷。

二、诊断

凡从平原进入高原，或从高原进入更高海拔地区后数小时至数天内出现头痛、头昏、头晕、食欲减退、恶心、呕吐、心慌、睡眠障碍、疲乏无力等即可诊断。依据症状轻重可将急性高原反应分为轻、中、重度。急性高原反应如不及时治疗，少数可发展为急性重症高原病，危及生命。目前，AMS 的国际诊断标准为 2018 年颁布的路易斯湖诊断评分标准（2018 LLS），见表 3-1，可根据该标准进行自我诊断，及时治疗，以免贻误病情。

表 3-1　国际急性高原反应评分标准（2018 LLS）

头痛	胃肠道症状	疲劳／虚弱	头晕／眩晕
0 无头痛	0 食欲好	0 无疲劳	0 无头晕
1 轻度头痛	1 食欲不振或恶心	1 轻微疲劳或虚弱	1 轻度头晕／眩晕
2 中度头痛	2 中度恶心或呕吐	2 中度疲劳或虚弱	2 中度头晕／眩晕
3 严重头痛	3 严重恶心和呕吐，致难以工作	3 严重疲劳或虚弱，致难以工作	3 重度头晕／眩晕，致难以工作

评分实施细则：

1.每项症状按 0、1、2、3 计分，且得分必须是整数。

2.总计分最低为 0 分，最高为 12 分。

3.对具有高中文化程度以上的人群可采用自我判定，进入高原前发放此表并经专业人员讲解如何填写，在进入高原后自我评分。但如果是大群体或本人文化程度较低对此计分系统理解不深，应由医生填写。自我判定的目的是及早自我处理（如登山时）或及早找医生处理，达到早期诊治的目的。

4.对一个大群体进行 AMS 观察时，一般在进入高原 6 小时后填表计分。在最初一周内，每天最好计分 2 次，第一次在早晨清醒后 1 小时，第二次在每天工作完成后进行。

5.最后诊断要依据综合判分：自我评分 + 临床判分。

依据 2018 LLS 诊断 AMS 时，患者必须有头痛症状，以 4 项症状总分评判严重程度，3 ～ 5 分为轻度，6 ～ 9 分为中度，10 ～ 12 分为重度。

如果医生想要评估在高原环境中 AMS 症状对患者的整体影响，也可考虑使用"AMS 临床功能评分"，具体见表 3-2。

表 3-2　AMS 临床功能评分表

你是否出现 AMS 症状，如果有症状，如何影响你的活动能力？	评分
无症状	0
出现症状，但活动能力尚无改变（轻度降低）	1
已必须减少活动（中度降低）	2
卧床不起（严重降低）	3

三、治疗

1.治疗原则

休息、饮食、对症、吸氧。轻度患者一般不需治疗，休息 3 ～ 5 天可自愈。中度患者除休息和饮食治疗外，还需吸氧和适当对症处理，而重度患者应立即住院治疗。目前高原地区的大多数医疗单位具备治疗急性高原反应的能力，并且部分患者在下送过程中病情可能加重，因而尽量不采取下送。

2. 治疗方法

避免活动过多，建议中度和重度患者应卧床休息。进食不宜过饱，不宜饮酒。饮食清淡，少食油腻食物。一般采用间断吸氧，氧流量 1 ~ 3 L/min，1 ~ 3 天即可缓解。必要时使用止痛、止吐、促进胃肠蠕动的药物进行对症治疗，失眠严重者可以在医生指导下服用镇静催眠药，如酒石酸唑吡坦片等。

3. 药物治疗

目前国内外预防急性高原反应的药物较多，如高原康胶囊等。乙酰唑胺是国内外广泛使用的一种急性高原反应防治药物，也是美国食品药品监督管理局（Food and Drug Administration，FDA）批准的针对这一适应证的唯一药物。目前国内常用醋甲唑胺代替此药，建议每次 25 mg，每日 2 次，在出发前 2 天开始服药，一般连续用药 6 天，有着很好的治疗 AMS 的效果。此外，地塞米松也是治疗 AMS 的重要药物。由于有一定的副作用，建议从低剂量开始，成人推荐量 2 mg/6 h 或 4 mg/12 h，在 AMS 症状较为严重时可以考虑高剂量 4 mg/6 h。地塞米松在 12 小时内疗效明显，停药后症状有可能复发，故症状严重者应连续用药。

（陈郁）

第二节　高原肺水肿

高原肺水肿（High Altitude Pulmonary Edema，HAPE）是指从平原快速进入海拔 2 500 m 以上高原后，由于缺氧导致肺动脉压力增大，肺循环阻力增加，肺血管内液体渗透到肺泡或者肺间质内形成的水肿。

一、医学地理特征

HAPE 发病急，进展快，严重危害人体健康，是高海拔地区导致死亡最常见的原因。流行病学调查提示，HAPE 的发病率为 0.01% ~ 15.5% 不等，其中儿童和青年的发病率高于成人，未经及时治疗时死亡率最高可达 50%。HAPE 易感因素包括：登高速度过快，快速从平原进入高原地区或者从高原到达更高海拔地区；到达高原后，过度劳累、寒冷和上呼吸道感染。除上述诱因外，原发性肺动脉高压，心内血液分流如房间隔缺损、卵圆孔未闭，先天性肺动脉缺损等能够引起肺部血流量或压力增加的因素，也会进一步增加罹患 HAPE 的风险。同时，遗传因素在 HAPE 的发病中也有着重要作用，青藏高原世居藏族 HAPE 发病率大大低于移居汉族，张华耀报道一个家族 40 年中祖孙三代人共 6 例患 HAPE（先后发生 12 次）。HAPE 发病的种族特异性以及家族和个体易感倾向提示，环境和遗传因素均可以影响 HAPE 的发生，而机体对环境的易感性也受遗传因素的影响。

二、诊断

根据 1995 年中华医学会第三次全国医学学术讨论会推荐，高原肺水肿的诊断标准为：

（1）近期进入高原（一般指海拔 3 000 m 以上）出现静息时呼吸困难，胸闷压塞感、咳嗽、咯白色或粉红色泡沫痰，患者全身乏力或活动能力减低；

（2）一侧或双侧肺野出现湿啰音或喘鸣，中央性紫绀，呼吸过速，心动过速；

（3）胸部 X 线可见以肺门为中心向单侧或两侧肺野呈片状或云雾状浸润阴影，常呈弥漫性，不规则性分布，亦可融合成大片状阴影，心影多正常，但亦可见肺动脉高压及右心增大征象；

（4）经临床及心电图检查排除心肌梗死、心力衰竭等其他心肺疾患，并排除肺炎；

（5）经卧床休息、吸氧等治疗或转入低海拔地区，症状迅速好转，X 线征象可于短期内消失。

三、治疗

高原肺水肿是高原病中的常见急、重症之一，大多病情危重，病情进展及变化迅速，若不及时治疗，可很快危及生命。

吸氧及下送：对高原肺水肿，吸氧能显著降低肺动脉压，迅速缓解缺氧及缺氧导致的一系列临床症状，建议保持脉搏氧饱和度（SpO$_2$）在90%以上。高原肺水肿患者吸氧一般采取持续中流量（4～8 L/min）吸氧；对缺氧严重者可给予高流量（10 L/min）持续吸氧，但高流量吸氧时间不宜过长，一般不超过24小时，以免发生氧中毒。对泡沫痰较多者可在氧气湿化瓶中加入适量酒精，有一定减轻泡沫产生的作用。

体位引流：在野外或无抢救设备条件时，体位引流能协助将水样痰液排出。具体方法是：将臂部高高耸起，躯干几乎呈垂直，头部贴于交叉的双臂上，不时用手臂在患者上腹部施以稳而有力的按压，患者同时作深呼吸运动，这样可以刺激引发咳嗽，有助于水样痰液的排出，改善通气。

药物治疗：氨茶碱是治疗高原肺水肿的常规和首选药物，能迅速降低肺动脉压和腔静脉压，减少右心回血量，同时也能强心利尿、松弛平滑肌减轻体循环阻力，改善心功能。常用剂量：0.25 g稀释于10%～50%葡萄糖液20 mL中，10～15 min内匀速注入静脉，4～6 h后可重复使用，一般病例每日二次。重症一次可用至0.5 g，使用次数根据病情程度而定。硝苯地平也是治疗HAPE的常用药物，常用剂量为10～20 mg口服，每日二次。也可应用地塞米松，常用剂量为10 mg静注，每日二次，最多不超过三天。患者如有癫痫、消化性溃疡、高血压、糖尿病等病症应慎用或禁用。利尿剂可使用速尿，10 mg静注，每日一次。

（陈郁）

第三节　高原脑水肿

高原脑水肿（High Altitude Cerebral Edema, HACE）是指快速进入高原地区，或者从高原进入更高海拔地区，由于缺氧而导致的严重脑功能障碍、意识丧失。HACE是急性高原病中最为严重的临床类型，通常被认为是AMS的一种极端类型或者终末期表现。虽然 HACE 较为少见，但如果不及时诊断和治疗，可能会在 24 小时内形成脑疝使得病情迅速恶化，导致患者死亡。

一、医学地理特征

虽然理论上 HACE 在海拔 2 500 m 以上即可发生，但是流行病学调查提示 4 000 m 以上是 HACE 较为常见的发病海拔，海拔 4 000 ~ 5 000 m 处发病率为 0.5% ~ 1%。一般来说，发病海拔越高，症状越严重。上呼吸道感染、大量饮酒、精神紧张、过度劳累以及受凉等均会诱发和加重 HACE。部分患者在进展成为 HACE 之前，可能会出现 AMS 的症状，如头痛、失眠、恶心呕吐和食欲不振等。HACE 最显著的临床特征是意识丧失，因此 HACE 也被称为"高原昏迷"。在昏迷之前，患者通常有剧烈的头痛且口服止痛药治疗无法缓解，并伴有明显的呕吐症状，呈喷射样。患者也有不同程度的神经症状，起初多为欣快、兴奋或淡漠、神情恍惚，但随着症状的进一步加重，表现为嗜睡、昏睡，直至昏迷。有研究显示 HACE 最突出和最严重的神经症状为精神状态变化，其次为躯体共济失调，但是躯体症状出现时间早于精神变化。需要注意的是，HAPE 患者出现神经精神症状时，极有可能合并有 HACE。因此，对于在高原地区，出现走路摇摇晃晃、步履蹒跚者，一定要引起重视，及时进行进一步检查以排除 HACE。

二、诊断

根据 1995 年中华医学会第三次全国医学学术讨论会推荐，HACE 的诊断标准为：

（1）近期抵达高原后发病，多发生在海拔 3 000 m 以上地区；

（2）剧烈的神经精神症状，包括剧烈头痛、呕吐、淡漠、精神忧郁或欣快多语、烦躁不安、步态蹒跚、共济失调表现。随之神志恍惚、意识朦胧、嗜睡、昏睡以致昏迷，也可直接发生昏迷。可出现肢体功能障碍、脑膜刺激征及/或锥体束征阳性；

（3）眼底检查：可见视乳头水肿和/或视网膜出血、渗出；

（4）脑脊液：压力增高，细胞数及蛋白含量无变化；

（5）排除急性脑血管病、急性药物或一氧化碳中毒、癫痫、脑膜炎、脑炎；

（6）经吸氧、脱水剂、皮质激素治疗及转入低海拔地区症状缓解。

三、治疗

（一）昏迷前期治疗

绝对安静卧床休息，注意严密观察意识状态的变化。氧气以低流量吸氧为主，并给予甘露醇脱水治疗。对于兴奋、狂躁的患者，可给予盐酸氯丙嗪50 mg一次，口服或肌注。

（二）昏迷期治疗

1. 给氧

一般患者可采用鼻导管或面罩给氧，以 2 ～ 4 L/min 分为宜。而对于出现呼吸衰竭的患者，由于存在较多的呼吸道分泌物，此时应进行气管切开或者气管内插管以进行呼吸机正压给氧。对重症患者应采用高压氧治疗，每日 1 ～ 2 次。

2. 脱水利尿，降低颅内压

成人一般建议 50% 葡萄糖与 20% 甘露醇交替使用，每 4 ～ 6 h 一次，效果较好且可防止症状反跳。为加速脱水，可再合并使用利尿药。多用速尿 20 ～ 40 mg，静脉推注，每日 2 ～ 3 次。结合应用地塞米松，以静注为主，每日 2 次，每次 10 ～ 20 mg。

3. 合理补液

由于 HACE 患者本身存在水肿状态，因此应严格控制液体的类型、入量和补液速度。一般选择 10% 或 5% 的葡萄糖液，必要时可用 5% 的糖盐水，一般不用生理盐水，以免加重脑水肿。在发病前期，液体出入量可处于适度负平衡，在 3 ～ 4 日后可维持平衡，注意每日补液量不能超过 3 000 mL。控制输液速度 100 ～ 150 mL/h。

4. 纠正水、电解质紊乱及酸碱失衡

由于患者的治疗以脱水和利尿为主，极易出现电解质紊乱，影响治疗效果。治疗期间，注意每日监测电解质和血气分析，及时发现并纠正水、电解质紊乱

及酸碱失衡。

5. 注意治疗合并症

HACE 是急性高原病的危急重症，发病时即有可能出现各种并发症，如 HAPE、急性心衰、休克或消化道出血等，应及时治疗防止症状进一步加重。

（陈郁）

第四节　急性高原病的全链条管理

一、进驻高原前急性高原病预防

（一）健康教育

高原地区高海拔、低气压、低氧等地理环境特点，会给部分到达高原的人员带来巨大的心理压力，产生紧张和恐惧心理。同时，还有部分人由于过分相信自己的体能，对进入高原缺乏足够的重视，认为自己能轻松适应高原环境。存在上述两种心态的人员进入高原都很有可能导致急性高原病的发生。因此，在进驻高原前应该加强对相关人员的卫生知识宣传教育，详细介绍高原环境的特点及对人体的影响，急性高原病的临床表现、防护方法及进入高原前后的注意事项，明确进入高原的目的和意义。使相关人员认识到，急性高原病是客观存在的，也是可防可治的，舒缓情绪，降低心理压力。

（二）健康筛查

高原地区独特的气候环境特点，要求对拟进入高原者进行严格的健康筛查，降低快速进入高原地区人员的急性高原病发病率。有时在阶梯适应已不现实的情况下，严格筛选不宜进入高原人员是防止急性高原病的一项关键措施。吴天一等根据青藏铁路建设大群体进入海拔 4 500 m 唐古拉山 5 年施工的经验，总结了具有下列情况者不宜进入高原：（1）高血压：血压 ≥ 160/95 mmHg；（2）冠心病：特别有心绞痛发作、心律失常或已有心力衰竭者切忌去高原；（3）心律失常：房室传导阻滞、完全性右束支传导阻滞、左前半分支阻滞等；

（4）糖尿病：血糖未获稳定控制或有酮中毒倾向者；（5）肥胖：体质量指数 >30 者应慎重；（6）胃及十二指肠溃疡：活动期尤有出血倾向者；（7）肝炎：急性活动期、慢性肝功能障碍者；（8）慢阻肺（COPD）：切忌去高原；（9）明显贫血者；（10）妊娠期妇女；（11）有癫痫史者。在 2010 年的玉树地震救援过程中，原患有上述疾病者到海拔 3 000 m 以上高原后，一方面易发生急性高原病，如一名 26 岁女性在平原有明显贫血（Hb 6.0 g/dL），乘飞机抵达巴塘机场（3 980 m）后不久即发生急性高原病；另一方面常使原有疾病迅速恶化，如一名 42 岁男性在平原患有高血压（血压 160/100 mmHg），在玉树救援第 3 日血压急剧上升至 220/140 mmHg，因出现头痛、呕吐、抽搐等高血压脑病症状而立即低转下送。

目前，对急性高原病易感者的筛选研究主要包括两个方面，一是从急性高原反应的各种表现和某些生理指标的变化中，筛选某些敏感或有代表性的指标，进而筛选急性高原反应易感者，如脉压、血氧饱和度测定等，但如何对这些指标量化评分是亟待解决的问题；二是从基因的水平上对急性高原病进行预测，但这方面的研究仍相对较少。

（三）体能训练

良好的身体素质有利于提高对高原恶劣自然环境条件的适应能力，减少急性高原病的发生。可以采取有氧锻炼，如 5 000 m 越野跑、负重快速跑等，以增强心肺功能，提高身体素质。同时，应进行适当的预缺氧训练，如利用抗荷抗缺氧能力检测仪开展适应性缺氧训练，有研究发现经训练后，进入高原的人员能获得较好的抗缺氧能力，能更快地习服高原低氧环境。

（四）物资准备

1. 药品

目前，常见防治急性高原反应的药物包括单味西药、复方西药、单味中药、复方中药。单味西药包括乙酰唑胺、地塞米松、氨茶碱、硝苯地平、西地那非、波生坦等，乙酰唑胺是国内外广泛使用的一种急性高原反应防治药物，也是美国 FDA 批准的针对这一适应证的唯一药物。复方西药主要有高原康胶囊、西氏胶囊等。单味中药包括人参、红景天、西洋参、异叶青兰、丹参、刺五加等。复方中药包括三康胶囊、复方党参片、舒理康胶囊、麦霉片等。如果选择服用红景天来预防急性高原病，通常需要在进入高原前 3 ~ 5 天开始服用，连续服用 7 天预防效果更佳。

2. 其他物资

高原地区紫外线辐射强，强烈持久的紫外线作用将对皮肤造成极大的损伤，携带防护霜以防护高原强紫外线照射很有必要。强烈的紫外线照射还会对眼角膜、眼结膜等造成损伤，进而引起角膜炎和结膜炎等，所以还应携带好偏振光眼镜。高原地区昼夜温差很大，需要带够防寒被服，预防冻伤或感冒。高原地区气候干燥，人体内水分经体表和呼吸丧失较多，可携带保湿霜防止皮肤干燥而产生皲裂。在高原干燥、寒冷、紫外线强的环境下，极易使进入高原的人员患上唇炎，使用高原护唇膏对于预防高原性唇炎具有较好的效果。

二、进入高原途中急性高原病防护

（一）吸氧

在大批人员快速进入高原地区时，无法实现阶梯习服，进驻人员的急性高原病发病率会显著增加。如何缓冲低氧环境对于人体的影响，是进入高原地区预防急性高原病的关键。研究显示，在高原行进过程中予以间歇性吸氧治疗对降低急性高原病发生率具有重要意义。一般来说，轻度急性高原反应吸氧流量 2 ~ 4 L/min，中、重度可提升 4 ~ 6 L/min，如果发生 HAPE 或 HACE 时，可提升至 6 ~ 8 L/min。在吸氧方式上多采用鼻导管吸氧，但是氧流量在超过 5 L/min 时，可能对呼吸道黏膜产生刺激，引发患者不适，故超过这一流量时，可适时考虑改用其他吸氧氧黏疗工具，如吸氧面罩等。研发质量轻、体积小、供氧量大、持续时间长的个人便携式增氧呼吸器，是高原卫生保健仪器研究的重要课题。

（二）卫生防护

如果选择从陆路长途进入高原，在行进过程中容易疲劳，所以应适时组织休息。每乘车行进 2 h 应组织休息 1 次，每次 10 ～ 20 min 为宜。适当多饮水，伙食要做到饭、菜、汤是热的。高原地区昼夜温差大，且帐篷内温湿度变化也大，所以在高原宿营时，务必注意防寒保暖，避免感冒进而诱发急性高原病。在整个行进过程中，随行的医务人员应加强巡诊，有情况立即上报，及早发现精神萎靡、昏睡、咯血痰和呼吸困难者，并做好相应处理。

三、到达高原后的急性高原病防护

（一）进驻高原后的卫生学防护

进入高原第 1 周是急性高原病的高发期，应保障进驻人员充足的休息，不安排体能训练等活动，在本周内，医务人员应每天巡诊 3 ～ 4 次，及时发现急性高原病患者。充足的睡眠对人体耐受高原环境具有积极意义，但大部分人员在进入高原初期伴有不同程度的睡眠障碍，故应尽可能在睡前适当吸氧，必要时可辅以镇静催眠药物帮助睡眠。

（二）高原营养膳食卫生学要求

高原地区特有的地理条件和自然环境会干扰人体内的营养物质代谢方式，导致食欲减退和胃肠功能紊乱。人员进入高原后，在高原地区完成与平原地区同等强度的劳动时，能量消耗是远高于平原地区的。因而进入高原初期，应以高糖、低脂肪和适量优质蛋白质的膳食为主。在进入高原早期，三大营养物质供热比例约为 1 : 1 : 7，尤其应注意提高糖类摄入比重。根据人员饮食习惯可适当添加蔗糖和红糖等易消化的糖类，提升食欲。注意补充其他营养素，氨基酸类如酪氨酸、色氨酸、谷氨酸、牛磺酸等；注意维生素 B1、B2、PP 复合维生素的补给。合理的营养补充有利于机体对高原低氧的快速习服，并增强在高原的劳动能力，提高人员的作业能力。高原空气干燥，非显性失水显著增多，注意多饮水，以少量多次为宜，随时补充，不要等到有口渴感时才饮水。也可用酸甜的富含糖类的饮料作为正常饮水的额外补充，尤其是在进入高原的早期。建议进一步加强营养保障的相关研究以降低急性高原病的发生率，最终目标是制定最优的营养保障模式，以保障人员在习服高原环境时处于最佳状态。

（陈郁）

第五节　慢性高原病

慢性高原病（Chronic Mountain Sickness，CMS）是指长期居住在海拔3 000 m 及以上地方的人，会出现头痛、头昏、恶心、呕吐、心慌、气促、乏力、眼花、失眠、嗜睡、手足麻木、唇指发绀、心律增快等症状，是一种对高海拔居住不适应的症状。其主要原因为缺氧、寒冷、干燥、疲劳、太阳辐射、营养不良等。慢性高原病主要包括高原红细胞增多症、高原衰退症、高原心脏病和高原血压异常症等 4 个类型。

一、高原红细胞增多症

高原红细胞增多症（High Altitude Polycythemia，HAPC）是一种慢性高原病，主要由高原缺氧引起的红细胞过度代偿性增生所导致。临床症状有头痛、头晕、心慌、胸闷、呼吸困难、失眠、多梦及记忆力下降；多血貌，黏膜、皮肤和指端发紫，反甲和杵状指等。血液学特点为血容量和红细胞绝对增多、血液黏滞度增加、低氧血症、血流阻力升高、血流缓慢，一部分患者伴有高血压，血小板和白细胞计数常正常。高原红细胞增多症可单独发病，也可与高原高血压和高原心脏病同时发生，国外称此为"Monge's 病"或"安第斯山病"。

（一）发病机制

高原红细胞增多症发病的主要原因是高原低氧环境，其发病机制非常复杂，主要有以下几种：

1. 海拔高度

随着海拔的增高，大气压逐渐下降，从而导致大气中的氧分压及人体动脉血氧分压和血氧饱和度下降，缺氧程度更为严重，HAPC 的发病率随着海拔上升逐渐增高。

2. 通气动力不足

长期慢性低氧暴露，外周化学感应器对低氧敏感性和呼吸中枢对二氧化碳的敏感性降低，引起呼吸中枢驱动不足，肺通气量下降，加重低氧血症，促发本病。

3. 肺泡换气功能障碍

长期居住高原者，潮气量小，呼吸浅快，无效通气增加，通气 / 血流比例失调。高原红细胞增多症患者可发生肺泡壁弹力纤维增多，影响气体弥散，从而引起换气障碍，进一步加重低氧血症。

4. 肺动脉高压

低氧可使血管活性物质，如降钙素基因相关肽下降，人体血液内皮素 −1、尾加压素 Ⅱ 升高等改变，使肺小动脉收缩，从而产生肺动脉高压。再有，少部分高原人群的肺小动脉保持着弹性结构，并且平滑肌丰富，亦可形成显著的肺动脉高压，导致动静脉分流，从而引起血氧分压和氧饱和度下降，加剧缺氧，促使红细胞增生。

5. 夜间睡眠周期性呼吸和呼吸暂停

进入高原后，可出现夜间睡眠周期性呼吸及呼吸暂停，这主要是由于低氧刺激化学感受器，引起呼吸加深加快、过度通气，使二氧化碳下降，导致呼吸性碱中毒，从而减弱了呼吸中枢刺激，使呼吸浅弱，甚至呼吸暂停，进一步加重低氧血症，促发高原红细胞增多症。

6. 血流变学异常

低氧使红细胞增多，引起血黏滞度增加、血阻力升高、血流缓慢，导致血液瘀滞，肺泡和组织气体交换发生障碍，加重了缺氧而发生高原红细胞增多症。另外，高原红细胞增多症患者红细胞膜的成分和理化性能发生改变，红细胞变形能力减低，毛细血管通过能力下降，进一步加重组织缺氧。

7. EPO 表达异常

低氧时机体血浆促红细胞生成素（Erythropoietin，EPO）水平增高，增高的 EPO 促进了红细胞的增殖，部分患者 EPO 含量显著升高。骨髓成熟红系增生是高原红细胞增多症的发病基础。

8. 造血微环境变化

慢性缺氧可通过上调核转录因子激活蛋白 –1、核因子 – κ B 等信号，进而促进血管内皮生长因子、内皮素 –1、葡萄糖转运蛋白等表达，这些因子均是调控造血微环境的重要因子，其表达的上调对红细胞增生具有重要影响。

9. 细胞增殖 / 凋亡失衡

在高原低氧环境下，红细胞凋亡受到抑制，而红细胞增殖加强，致使红细胞增殖 / 凋亡失衡，最终引起红细胞不断累积，发展成为高原红细胞增多症。

10. 相关基因突变降低了易感性

世居高原的藏族群体在对抗缺氧环境的过程中，一些基因如 EPAS1、EGLN1、PPARA 等发生了适应性突变，可降低血红蛋白水平，而移居人群中未发现上述突变。近期有研究结果显示，IL12RB1 基因的 SNPsrs393548、rs436857 和 rs845380 与西藏世居人群 HAPC 的发生有关。

（二）临床表现

本病呈慢性过程，起病隐匿，患者不明确发病时间，多在体检或缺氧加重出现症状就诊时发现。在高原环境中常常不能自愈，返回平原后可恢复正常；但再次进入高原后又可复发并逐渐出现多系统损害。

1. 症状

（1）神经系统症状出现较早，主要是大脑对缺氧耐受差。主要表现为头痛、头晕、失眠、嗜睡、记忆力下降，部分患者有肢体麻木、乏力等。重症患者可有颅内高压、脑水肿等表现及相关症状。

（2）心血管症状主要是心悸、气短等。心脏受累可出现心功能不全，以右心功能不全为主，常出现心前区疼痛，下肢或全身水肿、少尿等。

（3）呼吸系统症状主要是轻微咳嗽、偶有痰中带血，半数患者有胸闷伴胸痛，夜间睡眠周期性呼吸暂停等。

（4）由于消化道充血、淤血，导致消化道功能减弱，多数患者可有食欲不振、消化不良及腹胀，部分可出现急性胃黏膜出血或胃、十二指肠溃疡出血等消化系统症状。另外，由于低氧对三羧酸循环的抑制作用，患者肝细胞对脂肪酸的氧化能力降低，易发脂肪肝，供氧不足使肝脏代偿性血流增加，细胞及间质充血可诱发组织变性甚至灶性坏死。

（5）部分患者出现高尿酸血症、系统性高血压、微量白蛋白尿的泌尿系统症状，可能与血流粘滞度增加、静脉压上升、肾实质缺氧、肾小球毛细血管腔内高压等综合因素有关。

（6）少数患者可出现视力减退或视物模糊、眼底出血，个别患者可发生突发性耳聋、牙龈出血、鼻出血等其他症状。

2. 体征

主要呈"多血质貌"，表现为口唇、两颊、鼻尖、耳垂、手掌、指甲等部位皮肤黏膜青紫，指端发紫，球结膜出血，静脉曲张；少数患者呈桶状胸，呼吸频率一般在 20 次 /min 左右，慢性咳嗽，呼吸音粗糙，合并心功能不全者，两肺可闻及捻发音或水泡音；肺动脉瓣第二心音亢进或分裂，P2 > A2，伴有高血压心脏病者，心界向右扩大及相应的瓣膜杂音，可见凹陷性下肢水肿。部分患者可有肝、脾肿大和肝区叩痛。

（三）辅助检查

1. 实验室检查

（1）血常规。外周血主要表现为红细胞过度增多，是诊断高原红细胞增多症的重要依据。一般认为 Hb ≥ 210 g/L 即可诊断，而白细胞及其分类正常。

（2）肝功能及其他生化检查。胆红素增高，为隐性黄疸，谷丙转氨酶（ALT）升高，多数 <100 U/L，乳酸脱氢酶（LDHs）较健康人增高。

（3）血气分析。pH、PaO_2、SaO_2 均低于健康人。

（4）其他。凝血功能异常，主要表现为部分凝血活酶时间、血浆纤溶酶、血浆纤溶酶原、纤溶酶 / 纤溶酶原大于健康人，部分患者毛细血管脆性试验阳性。个别可见血尿或蛋白尿，尿酸增高较常见。

2. X 线检查

肺充血，肺血管纹理增多、增粗、扭曲及细网状结构；肺动脉段凸出；右下肺动脉宽度增加；部分可见舞蹈征。还可见轻度肺气肿、间质性肺水肿及上腔静脉增宽。

3. 心电图检查

大约 30% 患者的心电图正常，异常心电图以右心受累为主，其次是左心受累、双心受累、左前分支和不完全右束支传导阻滞，部分表现为低电压和肺性 P 波。发生率较高的是 SI、SII、SIII 综合征，肥厚性右心室时 V1 以 QS 或 rS 型为主，其次可见 qR、rsR′ 或 Rs 型。

4. 眼底检查

主要是视网膜静脉曲张、扩张或痉挛、硬化，个别可见视盘充血、水肿，静脉血栓形成，部分可见视网膜片或点状出血。

5. 超声心动图检查

左、右心室扩大，其中以右室明显，表现为右心室和室间隔肥厚、肺动脉内径增宽，每搏输出量、每分输出量及射血分数下降。

（四）诊断与鉴别诊断

1. 诊断

根据 1995 年全国高原医学学术会议确定的经典高原红细胞增多症诊断标准，符合下列条件都可确诊：

①在海拔 2 500 m 以上的高原地区发病，回到平原后血液学指标恢复正常，症状可消失。

②有乏力、头痛、头晕、记忆力下降、食欲减退或肢体麻木等症状，伴有"多血质貌"体征。

③血液学指标标准：Hb ≥ 200 g/L 或 RBC ≥ 6.50×10^{12}/L 或 HCT ≥ 0.65。

④排除真性、假性及其他继发性红细胞增多症。

两种特殊情况：

①无相关的临床症状和体征，但血液学指标已达标准，可诊断为高原红细胞增多症。

②有相关的临床症状、体征，而血液学指标未达标准，不能诊断。

根据青海省西宁市 2005 年国际高原红细胞增多症诊断标准，男性 Hb ≥ 210 g/L，女性 Hb ≥ 190 g/L。但该标准确立时间短，临床应用较少，需要进一步研究和探讨。

2. 分型

2.1　根据临床症状和体征分型

亚临床型：只有血液学指标达到标准，无明显临床症状、体征，常常在体检时发现，无器官损害。此型多见于青年人。

临床代偿型：有明显的临床症状、体征，血液学指标也达到标准，同时伴有心肺功能和影像学、眼底改变，主要器官功能处于代偿阶段，平时的工作、学习和生活能胜任。此型常常见于移居 10 年以上者。

临床失代偿型：有明显的临床症状、体征，血液学指标也达到标准，同时伴有心、肺、肾功能异常或衰竭，脑血管异常，消化道大出血及弥漫性血管内凝血（DIC）等。本型常见于移居大于 20 年，年龄大多在 40 岁以上者，多在海拔 4 000 m 以上地区发生。此型很少见。

2.2　根据肺动脉压和心脏改变分型

单纯型：除符合高原红细胞增多症诊断的条件外，其肺动脉压及心脏改变轻微或在正常高原生理值范围。此型较多见。

混合型：除符合高原红细胞增多症诊断的条件外，还有高原高血压，肺动脉压显著增高，心脏明显改变。此型很少见。

3. 鉴别诊断

高原红细胞增多症主要需与以下疾病鉴别。

真性红细胞增多症：此病无原发病和病因可查；临床表现为面色砖红，无发绀，血氧饱和度正常；骨髓穿刺检查提示的粒、红、巨三系细胞均呈增生像，大多数脾脏增大。即使转入平原地区仍然不能恢复。

假性（相对性）红细胞增多：主要是初入高原或进入更高海拔地区，因干燥等环境因素使机体大量失水，导致血容量减少和血液重新分布，从而引起血液浓缩出现假性红细胞增多，但几天后可恢复。另外，久居高原者因发热、呕吐、腹泻、烧伤等疾病，可引起脱水，血液浓缩而发生红细胞增多。上述的脱水情况得到纠正后，红细胞可恢复正常。

继发性红细胞增多症：有明确的原发病，如慢性阻塞性肺疾病、先天性心脏病、肺纤维化等，据此可鉴别。

（五）治疗

针对高原红细胞增多症，目前尚无满意的治疗方法。主要的治疗方法是改善组织器官供氧及控制骨髓红系过度增生。

1. 一般治疗

（1）注意休息。尽量减小劳动强度和劳动时间，并适当参加体育锻炼，特别是做上下肢运动，对减轻缺氧，防止血栓形成有一定作用。

（2）戒除烟酒。吸烟会影响肺功能，导致肺泡氧分压降低，同时可增加血液中一氧化碳（CO）的含量并与 Hb 结合形成碳氧血红蛋白（HbCO），影响 Hb 的正常携氧能力，从而加重低氧血症。酗酒可抑制呼吸，对肝脏和大脑有损害。

（3）深呼吸法。慢而深的呼吸可减少无效通气，增加肺通气量，缩小生理无效腔，并且还可增强呼吸肌的力量，改善微循环，促进肺泡气体交换，提高氧分压和氧饱和度。具体方法：类似于做肺活量检查的呼吸，4 ~ 6 次 / min，并配合做腹式呼吸 2 ~ 3 次 / 日，3 ~ 5 min/ 次。

（4）对症治疗。对有明显头痛、失眠等症状者，可给予镇痛和镇静药。镇静剂应注意避免过量使用，以免抑制呼吸。对有胸闷和心前区疼痛者，可酌情口服扩张冠状动脉的药物，如丹参滴丸等；也可静脉滴注复方丹参液加维生素 C。

2. 改善低氧血症

高原红细胞增多症的关键治疗是改善低氧血症。

（1）间断吸氧。鼻导管或面罩吸氧，1 ~ 2 L/min，每次 1 ~ 2 h，每天 2 ~ 3 次，睡前长时间吸氧可明显改善睡眠。针对病情较重者，吸氧时间可延长到 10 h 以上，并且可加大氧流量。氧疗对所有患者有效，但均为临时疗法，不能根治。

（2）高压氧治疗。高压氧可提高肺泡和血氧分压，以及血氧饱和度，从而使血液中物理氧溶解度较常压下提高 5 ～ 20 倍。高压氧治疗的压力为 0.25 ～ 0.28 Mpa，吸纯氧 40 ～ 60 min，中间休息 10 min，1 次 / 天，10 次为一疗程，一般需要治疗 2 ～ 4 疗程，每疗程之间需休息 5 天。治疗过程需要密切注意压力不能太高，时间不宜过长，以防鼓膜破裂和氧中毒。高压氧不是对所有患者均有效，少部分患者疗效较差。

（3）NO 治疗。NO 治疗具有调节呼吸中枢，解除小气道痉挛，改善肺通气和降低肺动脉高压的作用。NO 治疗能明显改善头痛、失眠等症状，患者在治疗后血氧饱和度能迅速得到改善和提高。方法为：采用空气平衡，浓度为 10 ～ 30 mg/L，流量为 1 ～ 3 L/min，每次 30 ～ 40 min；一些病情较重的患者可延长到 1 h，每日 2 次。注意事项：治疗时间不宜过长，浓度不能太高，以低浓度氧气（40% ～ 60%）平衡为宜；太高浓度平衡时可产生 NO_2，对人体有害，亦可损伤呼吸道黏膜和纤毛。

（4）抗凝治疗　使用抗凝药物，如肝素、低分子肝素、阿司匹林、利多格雷等，不仅可以减少深静脉血栓和心脑血管意外的发生，还能改善各组织器官的灌注，减轻组织缺氧的症状。

3. 降低红细胞数

（1）放血稀释疗法。单纯放血并不能改善症状，放血 300 ～ 500 mL 后，再以等量的胶体液与晶体液回输，可明显改善症状，并使血红蛋白、红细胞数和红细胞压积下降，降低血液黏滞度，增加心排量，改善微循环。以低分子右旋糖酐回输效果较好，每周 1 次，可连续实施右旋糖酐回输 4 ～ 5 次。

（2）成分放血。抽血后将红细胞分离出去，再将血浆和其他有形成分回输。

（3）己烯雌酚。男性雄激素增高与高原红细胞增多症发生密切相关。初剂量 5 mg/ 天，分次口服，30 ～ 40 天为一疗程。大剂量己烯雌酚治疗副作用多，一旦停药，病情容易复发，远期疗效差，单纯用此药治疗已被淘汰。

（4）肾素—血管紧张素—醛固酮系统阻断剂。通过改善肾脏髓质血流及直接阻断血管紧张素 2 介导的红细胞生成等机制抑制红细胞生成。研究证明，依那普利能够明显降低 HAPC 患者平均红细胞压积和尿蛋白量。

4. 改善微循环

主要解决高原红细胞增多症患者高粘血症的问题。常用药物有低分子右旋糖酐、香丹注射液或复方丹参液、阿司匹林、山莨菪碱等。

5. 转送平原或低海拔地区

对一些重症或影响日常工作和生活者，可转回低海拔或平原地区，病情可逐渐恢复正常。

6. 中医学治疗

中医认为高原红细胞增多症发病是在高原高寒缺氧环境下，呼吸清气不足，影响宗气的形成，宗气匮乏，肺主气的功能下降，致肺气不足，气虚推动血液之力减弱，血瘀形成，从而出现气虚血瘀的证候。所以，中医治疗常以活血化瘀、补益行气、养阴、祛浊药为主。而传统藏医学称高原红细胞增多症为"查培病"，主张以健胃益气与活血化瘀联合治疗为主。

（马影影　张诚）

二、高原衰退症

高原衰退症是一种症候群，主要是因长期暴露于高原低氧环境中，长期睡眠障碍、慢性疲劳等应激源的刺激，机体内环境稳态被打破，导致多器官功能逐渐减退而出现的一系列临床症状和体征。中国学者最初称此病为"慢性高原适应不全症""慢性高原反应"等，是一种慢性高原病。在 1995 年中华医学会第三次全国高原医学学术讨论会上将其正式命名为高原衰退症。高原衰退症一般发生在久居海拔 3 000 m 以上地区人群或长期逗留海拔 5 000 m 以上的登山人员，发病率随着海拔的增加而升高，随着高原居住时间延长而增加。该病主要诱因是高原氧气稀薄、大气压低、紫外线强、严寒、大风、干燥等。临床表现主要有头痛、头昏、胸闷、失眠、记忆力减退、注意力不集中、思维能力降低、情绪不稳定等脑力衰退现象，以及食欲不振、体重下降、体力减退、易疲劳、性功能减退、月经失调等体力衰退现象。根据症状将其分为脑力衰退型和体力衰退型。体格检查可发现有血压降低、脉压缩小、脱发、牙齿脱落、间歇水肿、反甲、轻度肝大和脾大等体征。此病呈波动性，逐渐加重，病程迁延，但一般不会转化为显著肺动脉高压或高原红细胞增多症，转至平原或低海拔地区后，症状可逐渐减轻或消失。

（一）病因

高原衰退症发病的主要原因是长期高原缺氧。机体的内环境稳态在初入高原时会因低氧低压环境而打破，导致生理功能紊乱，机体的生理机能发生相应改变来代偿新的环境，比如心率的适当加快，呼吸的适当加深加快，血细胞的适当增生等，以再次达到稳态，此过程称为习服。但机体长期处于高原低氧低压环境中，在诸如长期劳累、过度吸烟、酗酒、睡眠障碍及高度精神紧张等不良因素的刺激下，机体难以代偿而出现高原衰退。另外一部分患者是由急性高原病迁延所致。

（二）发病机制

在高原缺氧的刺激下，通过长期不间断的神经—体液调节，如果机体内环境始终不能保持一个相对稳定状态，就会导致一系列功能失调的发生，即高原衰退。缺氧引起高原衰退的机制目前仍不清楚，但其主要机制是长期高原缺氧引起机体组织、细胞代谢障碍，进一步影响细胞结构和功能，最终导致组织、器官功能减退。

1. 神经功能失调

长期居住高原地区人群，由于大气压的下降，氧分压、肺泡氧分压及血氧饱和度随之降低，脑组织供氧减少，从而导致不同程度脑力活动的衰退，并且随着海拔升高、居住时间延长，脑力衰退也会加重。在高原衰退症的症状中，出现记忆力减退等神经系统功能衰退和脑组织老化的症状较早，与平原人相比平均提前约10年。

2. 内分泌功能失调

因长期缺氧的作用，肾上腺皮质细胞的代谢及结构发生改变，从而影响肾上腺皮质激素的合成与释放，导致高原居民血浆皮质醇比平原人分泌少。再有，长期缺氧影响甲状腺素的合成与释放，从而使高原居民血浆中的甲状腺素（T3、T4）水平明显低于平原人。高原低氧环境亦可使血清睾酮含量降低，导致男性性功能减退。

3. 微循环障碍

为适应高原低氧环境，长期居住高原地区人员多存在外周血红细胞增多，血小板聚集性增高及血液黏滞度增加，从而导致血流缓慢，加之毛细血管内皮损伤，易形成微血栓，严重影响微循环，从而增加心脏负担。微循环障碍不利于组织血流灌注和氧气的运输和交换，从而导致组织、器官的结构和功能改变，使机体多器官发生衰退。

4. 免疫功能紊乱

主要是细胞和体液免疫水平下降。免疫功能受损引起机体免疫自稳和免疫防御功能下降，接受内源和外源抗原机会增多，从而引起细胞代谢障碍和功能失调，并最终导致机体功能衰退。

5. 睡眠障碍

主要是由于机体中枢神经系统在低氧环境中，下丘脑等与睡眠有关的脑区神经元活性降低，低氧环境诱发的交感—儿茶酚胺系统兴奋性增加，引起脑血管扩张，从而导致机体中枢神经系统的能量代谢障碍，对睡眠产生影响。

（三）病理

神经组织细胞结构改变是久居高原者长期慢性缺氧的主要病理改变。

（1）间质及白质血管充血、扩张，血管及细胞周围空隙增宽，血管周围脱髓鞘现象明显。

（2）胶质细胞较多淀粉样小体出现在大脑、小脑和脑干，以软脑膜下最多见；软脑膜下或近室管膜可出现胞体大、胞质极丰富、红染和核偏位的肥胖细胞；有明显的卫星现象。

（3）神经元基底节、神经运动核和小脑浦肯野细胞出现明显的尼氏小体中央性消失，胞体增大、变圆，核偏位；小脑浦肯野细胞出现神经元脱失；大脑皮层神经元呈灶性缺血性改变，表现为胞体缩小，核深染、三角形、核仁消失，以 2、3、4 层为多。

（四）临床表现

1. 症状

（1）脑力衰退症状主要表现为记忆力及注意力减退，睡眠障碍，还可表现为头痛头昏，思维判断能力、大脑协调能力及计算力降低，情绪不稳定和精神淡漠等，少数患者可出现昏厥。记忆力、注意力减退程度差别很大。记忆力减退主要表现为瞬时记忆减退明显，即对过去几周、几天经历的事难以记起，对几周内未见面的熟人有时难呼其名。注意力减退多表现为很难集中精力一次阅读完一篇文章。睡眠障碍可表现为入睡困难；亦可表现为睡眠较浅，极易唤醒；有的表现为早醒，再入睡很困难；日间疲乏、困倦。在剧烈运动、过度悲伤或精神高度紧张时可诱发昏厥；亦可无任何诱发因素而突然昏厥，大小便失禁，发作后临床检查无任何阳性体征。

（2）体力衰退症状主要表现为疲乏无力，劳动和工作能力降低，胸闷，心悸，餐后腹胀，食欲减退，体重减轻，大便稀溏，性功能减退及月经失调等。

2. 体征

查体可见血压降低、皮肤瘀斑、指甲凹陷、脱发、牙龈出血、牙齿脱落、间歇性水肿及肝脾肿大等。无多血质貌，心肺查体大多阴性。血压降低多表现为收缩压降低和脉压缩小。脱发多表现为均匀性脱落，少见完全脱落者。最初表现为头发光泽减退，脱发脆性增加而易折断；继之头顶、前额及双侧头发脱落；大多数表现为头发稀疏、无光泽。高原衰退症患者可表现为晨起时颜面、双下肢凹陷性水肿，大多数在返回平原后短时间内消肿。高原衰退症患者大多有功能正常的肝脾大，回到平原后短时间内恢复正常。

（五）辅助检查

大部分患者血常规及尿常规检查多在高原正常值范围内。部分患者 Hb、

RBC 及 HCT 接近高原红细胞增多症的诊断标准值，WBC、PLT 无明显变化，也可见 PLT 下降。偶见轻度蛋白尿。血液黏滞度可轻度增加，微循环血流速度可轻度减慢，血沉加快，凝血功能下降，血气分析与高原健康人比较无明显变化。大多数患者心电图正常，少数可有不完全性右束支传导阻滞或轻度电轴右偏，个别表现为窦性心动过速或过缓。胸片显示肺和心脏大血管正常。心脏彩超可有左心室收缩分数值和射血分数下降，少数可有轻度肺动脉高压。肺功能正常。

（六）诊断与鉴别诊断

1. 诊断

（1）久居海拔 3 000 m 以上。

（2）具有脑力衰退和体力衰退的症状。

（3）具有血压降低、皮肤瘀斑、指甲凹陷、脱发、牙龈出血、牙齿脱落、间歇性水肿及肝脾肿大等体征。

（4）无红细胞增多和显著肺动脉高压。

（5）排除其他器质性和功能性疾病。

（6）病程呈波动性，逐渐加重，病程迁延，出现持续性、进行性衰退，转至平原或相对较低海拔地区后，症状可逐渐减轻或消失。

高原衰退症的临床表现多无特异性，易与一些具有类似表现的疾病相互混淆。诊断此病时应特别注意高原移居史，转至平原或相对较低海拔地区后症状逐渐减轻或消失。在高原上，因心理、情绪或劳累等因素引起的头痛头昏、心悸胸闷、疲乏及失眠等，一旦诱发因素去除，症状亦消失，因此不能诊断为此病。

2. 鉴别诊断

应与血管性头痛、神经衰弱、神经症、功能性消化不良、肾上腺皮质功能减退及甲状腺功能减退等疾病鉴别。这些疾病与高原缺氧无明确关系，转至平原或相对较低海拔地区后，症状无明显变化，此为主要的鉴别要点。

（七）治疗

1.间断吸氧

鼻导管或面罩吸氧，1～2 L/min，每次1～2 h，每天2～3次。对于症状较重的患者可延长吸氧时间和增加吸氧次数。吸氧可明显改善头痛头昏、失眠、胸闷等症状，亦可提高记忆力和思维能力，提高工作效率，减轻疲劳。

2.对症治疗

失眠较重者可适当服用安眠药，头痛可给予止痛药，食欲不振、腹胀者可服用助消化药和胃动力药。

3.返回平原

高原衰退症患者在返回平原或低海拔区生活一段时间后，可完全恢复，甚至再次返回高原亦不复发。对那些返回高原仍复发者，特别是症状多并且较重的患者，最好转至相对低海拔或平原地区生活和工作。

4.中医

中医认为脑力衰退型的高原衰退症病因是清气不足、宗气匮乏，病位在心脾肾，病性是以心脾肾三脏气血阴精虚损为本，虚中夹有血瘀；治以补气活血、养心健脾益肾。体力衰退型患者红细胞数明显增多，全血黏滞度增加，导致微循环障碍，这就是中医说的"血瘀"。清气匮乏是体力衰退的基本病因，病位在肺脾肾，病性是以肺脾肾三脏精气虚损为本，虚中夹有血瘀，治以益气活血、补肺健脾益肾。

（八）预防

（1）养成良好的生活习惯，日常生活有规律，合理饮食，戒烟酒。

（2）适度的体育锻炼，进行较小活动量的运动项目，时间不宜太久，每天坚持半小时至1小时即可。夏秋季节可稍长，冬春寒冷季节应适当缩短。

（3）避免精神紧张及过度疲劳，机体长期处于应激状态和疲劳状态，容易出现功能失调、早衰。注意劳逸结合不仅是高原上防病治病的基本原则，也是预防高原衰退症的有效措施。

（4）定期脱离高原环境到平原或海拔相对较低地区生活。

（刘俊　张诚）

三、高原心脏病

高原心脏病（High Altitude Heart Disease）是由慢性低氧低气压使肺血管收缩、管壁肌层增厚、肺循环阻力增加，并产生肺动脉高压以及心肌缺氧，最终导致右心扩张、肥大，伴或不伴右心衰竭的心脏病。

（一）流行病学

高原心脏病是海拔 3 000 m 以上高原地区的一种常见病。1925 年秘鲁学者 Carlos Monge 首次提出"慢性高原病"概念，后来以 Monge's 病命名。1955 年吴德诚等报道了一例婴儿高原心脏病，首次提出了小儿高原心脏病的命名及诊断，1965 年吴天一等首次报道了成人高原心脏病。随后全世界开始对高原心脏病加以关注，并开始广泛、深入的研究。由于本病的发病率随着海拔的升高而增加，故各地报道的发病率差异较大，一般汉族移居至高原及平原地区的妇女移居高原后所生的孩子发病率较高。因为海拔愈高，气压愈低，氧分压也低，机体因缺氧和对高原的不适应或其他因素，产生各种不同的高原性心血管疾病，包括高原肺水肿、高原心脏病、高原血压异常等。一般情况下，随居住时间、海拔高度而增高。儿童发病率高于成人，男性高于女性。

青海省高原医学科学研究所吴天一等 1983 年通过流行病学调查移居者患病率发现，海拔小于 3 000 m 时成人为 0.07%，儿童为 0.47%；3 000 ~ 4 000 m 时成人为 0.71%，儿童为 1.47%，世居者成人仅为 0.24%，儿童为 0.39%；4 000 ~ 5 000 m 时成人为 1.72%，儿童为 3.64%，世居者成人仅为 1.04%，儿童为 0.46%。

（二）病因

高原心脏病多发生于平原移居高原或中度海拔到更高海拔处的居民，其发病率随海拔高度的升高而增加。除低氧个体差异外，受凉、过度劳累、吸烟、呼吸道感染是高原心脏病的诱发因素。

高原心脏病的致病因素是缺氧，本病发生的主要环节是缺氧性肺动脉高压。致病因素包括高原缺氧引起红细胞增多、血液黏滞度增加、总血容量和肺血容量增多，以及缺氧对心肌的直接损害。

（三）发病机制

高原心脏病的主要特征是慢性缺氧所致肺动脉高压及右心室肥大。发生高原心脏病的根本原因是缺氧，而发病机制的中心环节或基本特征是低氧性肺动脉高压和肺小动脉壁的增厚或重建。

1.肺动脉高压形成

1.1　肺血管阻力增加

低氧所致肺血管收缩　缺氧时收缩血管活性物质增多，使得肺血管收缩，血管阻力增加，肺动静脉高压形成。

血管活性物质的作用　组胺如 5- 羟色胺、内皮素、血管紧张素 Ⅱ、血浆心钠（Atrial Natriuretic Factor，ANF）和精氨酸血管加压素（Arginine Vasopressin，AVP）参与缺氧性肺血管收缩反应。内皮源性舒张因子（Endothelium Relaxing Factor，EDRF）如一氧化氮（NO）和前列腺素（Prostaglandin，PG）和内皮源性收缩因子（Endothelium-derived Contracting Factor，EDCF）如血管紧张素 Ⅱ 和内皮素（Endothelin，ET）等的失调在缺氧性肺血管收缩中也起一定的作用。

细胞膜离子的通道作用　低氧可抑制肺动脉平滑肌细胞膜的 K^+ 内流，细胞膜静息电位去极化及 Ca^{2+} 内流加速，致使细胞内游离 Ca^{2+} 浓度增加，从而促使肺血管平滑肌收缩，肺动脉压增高。抑制 Ca^{2+} 内流的钙拮抗剂（异搏定）可有效治疗肺动脉高压，说明 Ca^{2+} 内流与肺动脉高压的发生有一定关系。

1.2　肺血管结构重建

慢性缺氧使肺血管收缩，管壁张力增高直接刺激管壁增生。另外，缺氧可使肺内产生多种生长因子。肺肌型微动脉和细小动脉的平滑肌细胞萎缩或肥大，细胞间质增多，内膜胶原纤维及弹性纤维增生，非肌型微动脉肌化，使血管壁增厚硬化，导致管腔变狭窄、血流阻力增加。缺氧亦可使无肌型动脉的周围细胞向平滑肌细胞转化，引起动脉管腔狭窄。此外，转化生长因子 β1、血管内皮生长因子（Vascular Endothelial Growth Factor，VEGF）及肥大细胞类胰蛋白酶亦参与肺血管重建。

1.3　血容量增多和血液黏滞度增加

部分高原心脏病患者常伴有红细胞增多，增多的红细胞引起血液黏滞度增加、血流阻力升高。缺氧亦可引起醛固酮增加，导致水钠潴留。缺氧可使肾小动脉收缩，肾血流减少亦可加重钠水潴留，引起血容量增多。血液黏滞度增加和血容量的增多促进了肺动脉压的增高。

2. 缺氧对传导系统及心肌的损害

在高原心脏病中，缺氧导致的心肌和传导系统的直接损害仅次于缺氧性肺动脉高压。缺氧引起心肌能量生成不足、心肌结构的损害、心肌传导系统的影响、心肌细胞离子的影响以及心肌肥厚加重缺氧对心肌的损害等五个环节引起心肌的损害。

（四）病理变化

大多数小儿病变心脏呈球形或椭圆形，肺动脉圆锥及主动脉干隆突。右心扩张、肥厚，梳状肌和肉柱增粗。右室前乳头肌病变最重，其次为右室后乳头肌和隔侧乳头肌。同一乳头肌以远端病变为重，右室病变最重，而左室和心房病变较微或无。在成人高原心脏病中，大体可见左心、右心或全心肥大，左右室乳头肌和室壁是主要病变发生部位，左室乳头肌较右室乳头肌病变重；乳头肌和左右心房室均可发生病变，心室病变较心房重。光镜下心肌损害特点：不同程度的肌溶性、出血性、凝固性或梗死样坏死，病变与坏死同血管走形无一定关系，且极少伴有冠状动脉病变；内膜下及乳头肌远端是心肌损害的常见部位，小灶性坏死多见，大片坏死少见；无细胞硬化常常为坏死瘢痕的形式，乳头肌瘢痕出现最早，并且可发生钙盐沉积；心肌细胞常发生颗粒、空泡和脂肪变性，心肌间质内毛细血管内皮细胞肿胀，小动脉肌性增厚。电镜观察发现：肌原纤维凝聚融合、溶解消失或排列紊乱，肌纤维 Z 线弯曲、增粗、中间连接广泛或灶性融合，线粒体肿胀空化，核膜不规则，胞核染色质减少。

（五）临床表现

发病较缓慢，常发生于成人及年龄较大的小儿（多为 12 岁以上），主要表现为头昏、心悸、胸闷、疲乏、劳力性呼吸困难等症状，可伴声音嘶哑、咳嗽、少量咯血，最终发生右心衰竭。查体常有呼吸急促和发绀。发绀主要是口唇、甲床、耳垂和舌尖等部位，也可在面部、四肢及全身。心脏听诊：心尖搏动弥散，心界向两侧扩大；部分患者有心率减慢或增快，可有期前收缩等心律不齐，肺动脉瓣区第二音亢进和（或）分离；心前区、胸骨左缘或剑突下常闻及 2/6 ～ 4/6 收缩期杂音，多见于 2/6 或 3/6 级，但此杂音变化较大，在一天之间或一天之内因休息或转向平原或低海拔地区而明显减轻或消失，具有同其他心脏病的鉴别意义；偶有舒张期奔马律或杂音，特别是心力衰竭或重症患者。肺部听诊若闻及呼吸音粗糙、干湿啰音，其多与感染有关。当右心衰竭出现时，常有颈静脉充盈或怒张、颈静脉搏动、肝颈静脉反流征阳性、肝脏大、腹水及水肿等。

（六）实验室检查

（1）血常规红细胞计数、血红蛋白、血细胞比容可正常或仅有中度以下增高，白细胞总数及分类均正常，血小板可减少。

（2）尿常规可出现少量蛋白，红细胞也可见。

（3）肝功能可出现肝功能损害，转氨酶升高。

（4）动脉血氧饱和度均有不同程度下降，因海拔高度不同而有显著差异，如海拔在 3 658 m 处测定正常人为 90.27%，而成人患者为 84.26%。血气分析表现为显著的低氧血症，PaO_2 降低、$PaCO_2$ 增高、肺泡和动脉氧分压差值增高。

（5）酸碱度（pH 值）降低。

（6）骨髓细胞学主要特点为红系增生旺盛，以中、晚幼红细胞为主；粒细胞及巨核细胞系统无明显变化。

（7）X 线检查以右室大或以右室为主的双室大为多见，部分患者有右房增大，单纯左心增大者少见。多数患者圆锥和肺动脉段凸出，右肺下动脉干扩张，也有中心肺动脉扩张而外周分支突然变细，呈截断现象或呈残根状改变。

多数患者可同时存在肺淤血和肺血增多，有的肺门影扩大，肺纹增多、增粗或呈网状。

（8）心电图主要为右心室肥大的改变，如电轴右偏，重度顺钟向转位，肺型 P 波，也可见不完全性或完全性右束支传导阻滞，仅少数病例显示 P-R 及 Q-T 间隙延长和双侧心室肥厚。右室肥厚与肺动脉高压呈正相关。少数患者有反映右室肥厚的 S Ⅰ、S Ⅱ、S Ⅲ图形，电轴左偏者很少见，少数呈左束支阻滞图形，或左室占优势，心前区导联 ST 段下移和 T 波低平、双向及倒置。

（9）超声心动图　主要为肺动脉高压及右心受累的改变。主要表现为右心房、右心室、右心室流出道增宽而左房内径无明显变化。三尖瓣返流、肺动脉瓣相对关闭不全。

（10）心导管检查　肺动脉压力显著升高，且肺动脉压升高与患者年龄成反比，而与缺氧程度和海拔高度成正比。

（11）肺功能检查　高原心脏病患者仅轻度小气道功能障碍，主要表现在用力呼气中段流量（FEF 25% ~ 75%）、闭合气量（CV/VC%）等降低。

（七）诊断

（1）一般在海拔 3 000 m 以上的高原发病，无论移居者还是世居者均可患病。

（2）临床表现主要为心悸、胸闷、乏力、咳嗽、劳力性呼吸困难、发绀、P2 音亢进或分裂，心界扩大，心尖区有收缩期吹风样杂音，严重者出现尿少、肝脏肿大、下肢水肿等右心衰竭表现。

（3）肺动脉高压征象：

①心电图提示电轴右偏和明显右心室肥厚，可伴完全性或不完全性右束支阻滞；

②超声心动图提示右室流出道增宽，右心扩大，右室壁增厚，肺动脉压力增高，三尖瓣、肺动脉瓣中重度反流；

③X 线检查提示右下肺动脉干 > 17 mm 和右下肺动脉干横径与气管横径比值 ≥ 1.10；

④心导管检查提示肺动脉平均压≥3.3 kPa，25 mmHg，为诊断的"金标准"。无心导管压力测定时，需要有两项以上方可诊断。

（4）除其他的心脏病，特别是肺源性心脏病和慢性阻塞性肺疾病。

（5）转至平原或低海拔地区后病情缓解，肺动脉压下降，心功能恢复正常。

（八）鉴别诊断

慢性肺源性心脏病：高原心脏病与肺源性心脏病均有肺动脉高压和右心室肥厚，鉴别上比较困难。前者是慢性缺氧引起的肺血管损伤性疾病，而后者是由支气管及其周围组织的慢性炎症所致的气道阻塞性疾病，如慢性支气管炎、支气管扩张、支气管哮喘等，病程较迁延，一般有长期咳嗽咳痰、喘息病史，平原及高原均可发生，肺通气功能显著异常。高原心脏病多发生于移居高原者，转往低海拔或平原地区时症状可好转。肺功能检测仅有轻度小气道功能障碍，二氧化碳潴留、高碳酸血症不如肺源性心脏病明显。

风湿性心脏病：常有风湿病病史，心脏听诊各瓣膜区有相应病变的典型杂音，X线、心电图、超声心动图有特殊表现。

冠心病：冠心病与高原心脏病均可出现心前区疼痛，心脏扩大，尤其是高原心脏病左心受累的患者可出现急性左心功能不全。但冠心病患者常有易患因素（高血脂、高血压及糖尿病等）和典型的心绞痛发作史，心电图有心肌缺血的表现，心肌灌注扫描和运动试验阳性，有条件者可做选择性冠状动脉造影。

原发性肺动脉高压：少见，病情进行性加重，脱离高原环境病情不缓解。

先天性心脏病：高原地区先天性心脏病，特别是动脉导管未闭的患病率很高，而且易与小儿高原心脏病混淆，但动脉导管未闭的收缩期杂音粗糙而传导，X线检查多有肺门舞蹈。

病毒性心肌炎：病毒性心肌炎常有胸闷、心前区不适、隐痛及心悸等症状，心电图有ST-T改变，故需与高原心脏病作鉴别。病毒性心肌炎常有病毒感染的前驱表现，伴新出现的各种心律失常及新出现的心肌损害的证据，有阳性病毒学实验室证据，且除外其他原因所致的心肌损害。而高原心脏病一般表现为慢性心功能不全。

（九）治疗

高原心脏病应重在预防，对将要进入高原地区的人员进行体检，如有心、肺疾病，有高血压、贫血等症状的人群应尽量避免进入高原地区。此外，进入高原应当有逐步适应过程，即从海拔较低处逐渐适应。

治疗基本原则是减少氧耗，改善氧供和对症支持治疗。多数能获得临床治愈或好转，部分较严重的患者需转到低海拔或平原地区治疗。在实施治疗前，明确呼吸道感染情况，心肌受损和是否存在心力衰竭等情况至关重要。

1. 一般治疗

注意休息，减少体力劳动，避免过劳，保证充足的睡眠时间和睡眠质量。已有心功能不全者和重症者应卧床休息。消除思想顾虑，保持安静，积极配合治疗。调整饮食，多食新鲜蔬菜和水果，禁止吸烟和饮酒。

2. 氧疗

高原性心脏病的首要治疗措施是氧气疗法。吸氧可以有效地降低肺动脉压力，需要早期、充分的治疗，症状好转后应继续吸氧一段时间。常用鼻导管持续性低流量吸氧，一般 2 ~ 4 L/min，以使血氧分压（PaO_2）提升到50 mmHg，血氧饱和度（SaO_2）提高到 85% 以上为宜。

3. 控制呼吸道感染

在高原低氧、寒冷、干燥的特殊环境下，高原心脏病患者极易并发呼吸道感染，既是高原心脏病的重要诱因，又是加重本病的重要因素。因此，积极有效地预防和控制呼吸道感染，对于控制病情，预防心力衰竭十分重要。

4. 纠正右心衰竭

心力衰竭者宜用强心剂，可选用毛花苷 C（西地兰）、地高辛等。并可合用氢氯噻嗪（双氢克尿噻）、呋塞米（速尿）或依他尼酸（利尿酸钠）等利尿以减轻心脏负担。

5. 降低肺动脉压

高原心脏病的关键是肺动脉高压。因此，治疗的关键措施是减低肺动脉压，但药物降压并不理想。可选用血管紧张素转换酶抑制剂、血管扩张剂如钙拮抗药（常用硝苯地平）、前列腺素、氨茶碱等药物。

6. 抗凝治疗

任何原因的肺动脉高压均可有高凝状态和肺动脉内血栓形成，并有纤溶系统缺陷，故无禁忌者应常规给予长期抗凝剂治疗，如华法林、低分子肝素钙等。

7. 肾上腺皮质激素

对顽固性心衰、严重缺氧、并发肺水肿的高原心脏病患者宜使用肾上腺皮质激素，可有效降低机体应激反应和毛细血管通透性。

8. 促进心肌能量代谢药物

使用促进心肌能量代谢的药物，能改善心肌缺氧和能量供应，保护心肌细胞。如二磷酸果糖（FDP）、泛癸利酮（辅酶 Q10）、三磷腺苷（ATP）和细胞色素 C 等。

9. 转低海拔或平原地区治疗

对高原心脏病患者转至低海拔或平原地区治疗的标准，目前尚无统一意见。对反复发作、病程长、在高原上治疗效果不佳或治疗后好转，但经常反复，有心脏明显扩大，有明显肺动脉高压和心功能严重不全者，可考虑转至较低海拔或平原地区治疗。且这些患者重返高原容易复发，不宜重返高原。

10. 中药、藏医药治疗

有研究表明，中药、藏药对高原心脏病的防治有较好的作用，如红景天、银杏叶提取物、丹参、川芎嗪等。

（十）预后

早期和轻症患者经积极治疗和转低海拔或平原地区治疗后，心脏结构和心功能常可完全恢复，严重肺动脉高压和右心衰竭患者预后不佳。

小儿高原心脏病预后比较严重，死亡原因主要是严重的心力衰竭或合并重症肺炎。营养越差和年龄越小者病死率越高。

成人一般预后较好，经治疗或转至低海拔或平原地区 1～2 年后症状和体征减轻或消失。但亦有病程迁延，严重影响劳动力，最终因缺氧性脑病、心力衰竭或并发感染死亡。

（十一）预防

（1）高原心脏病的发生除低氧的个体差异外，寒冷、劳累及呼吸道感染常为诱发因素。因此，进入高原前需要做好必要或充分的准备工作，防治可能诱发高原心脏病的因素，特别是要积极有效地控制和预防呼吸道感染。

（2）妇女月经前醛固酮和抗利尿激素分泌增多，可引起水钠潴留，从而诱发高原心脏病。因此，女性在月经前期最好不要进入高原。

（3）进入高原前 3 天，可服用乙酰唑胺 0.25 g，3 次 / 天或螺内酯20 mg，3 次 / 天，可有效降低高原心脏病的发病率。

（4）进入高原初期，要注意休息，防止过劳，必要时可卧床休息或吸氧。

高原心脏病是高海拔地区常见的慢性高原病，加强对其发病机制、防治策略的研究对提升高原居民的健康水平具有重要意义。目前，相关的研究报道尚存在样本量偏少，前瞻性研究少等问题，未来还需要更多的探索和实践，推动高原心脏病的治疗研究和实际应用，可进一步开展大规模多中心前瞻性研究，完善高原心血管疾病防治体系，降低高原心脏病的发病率及死亡率，促进高原地区的建设和发展。

（王买红　张诚）

四、高原高血压症

高原高血压症（High Altitude Hypertension）是高原血压异常症的一个临床类型，为高原移居人群常见病和多发病。其定义为在低海拔地区血压正常，进入海拔大于 3 000 m 的高原后，因高原低氧，通过交感神经活性亢进或血管收缩反射，心输出量增加，致血压持续上升，收缩压大于 140 mmHg 或舒张压大于 90 mmHg，并伴有高血压相关症状，即为高原高血压症。根据临床表现和发展过程，高原高血压分为单纯型和混合型。单纯型：只有血压的升高，无合并高原其他疾病存在。此型既可由急性期的血压持续的升高发展而来，也可在移居高原后的较长时期才发病。混合型：大多数与高原心脏病和高原红细胞增多症并存，形成慢性高原病。久居高原后来又脱适应的居民常见此型。本节只讨论单纯型高原高血压症。

（一）病因与机制

目前对高原血压变化的发病机制仍不十分明确，可能的机制有：

（1）在高原低氧的环境下，长期低氧使大脑皮质功能紊乱，引起皮质下中枢调节作用减弱、交感神经兴奋增高、肾上腺髓质活性增强和血液内儿茶酚胺水平增多，进而导致血管外周阻力增加，进一步引起血压升高。

（2）机体缺氧时，血氧饱和度的下降刺激主动脉化学感受器和颈动脉窦，致使周围血管阻力增加和心率加速，导致血压升高。

（3）长期高原低氧亦可引起体内的血液重新分布，肾脏血流灌注相对减少，激发肾素—血管紧张素—醛固酮系统，促进水钠潴留，从而引起血压上升。

（4）高原世居者（慢性缺氧）可出现代偿性红细胞增多和血细胞比容升高，可引起血黏稠度增加和外周血管阻力增大，致使血压上升。

（5）慢性缺氧可诱导内皮素转录，其受体亚型在心肌细胞和血管平滑肌细胞中占主导地位，并产生有效的血管加压反应而使血压升高。另外，低氧诱导因子（Hypoxia Inducible Factor，HIF）与多种已知的高原环境下血压调节途径中的相关因子作用，从而导致血压升高。

（6）已有多项研究发现在高原性高血压患者中血清一氧化氮（NO）含量明显减低，因此，NO 代谢异常可能也与血压升高相关，但目前尚无更多研究证实 NO 的合成与代谢在高原性高血压中的作用。

（二）临床表现

除平原高血压表现外，还可表现为头痛、头昏、胸闷、气短、心悸、失眠、多梦、烦躁等类似高原不适的症状，随着病情发展可出现注意力不集中和记忆力减退，并逐渐加重。此外尚有以下特点：

（1）久居高原人群高原高血压的患病率远高于平原人群；

（2）以舒张压增高为主，大约占 75%；

（3）血压升高程度与症状不相称，主要表现为神经衰弱的症状，很少引起心肾损害；

（4）其他型高原适应不全症可合并存在，如红细胞增多症等；

（5）返回平原或低海拔地区后，血压很快恢复正常；

（6）查体可听到主动脉瓣收缩期杂音或收缩早期喀喇音、主动脉瓣第二心音亢进。长期持续的血压高可引起左心室肥厚，听诊可闻及第四心音。

高原高血压症的心电图、超声心动图、X 线及眼底改变等与原发性高血压是一致的。但本病患者高血压与红细胞增多并不呈平行关系。

（三）诊断

全国高原医学学术讨论会拟定的高原高血压的诊断标准为：

（1）一般为居住在海拔 3 000 m 以上的移居者，现也有学者提出将海拔界限调整为 2 500 m，大多数发病年龄较轻，移居高原前无高血压史；

（2）移居高原后，血压增高，大于 140/90 mmHg（收缩压或舒张压单项增高即可）；

（3）返抵平原或低海拔地区后血压可自行下降，而重返高原后血压又复增高；

（4）排除其他原因引起的继发性高血压和原发性高血压。

（四）鉴别诊断

主要是与原发性高血压进行鉴别，二者在高原地区不易鉴别，但患者一旦转到平原或低海拔地区，不需特殊处理，血压可于数日或一两月内逐渐降至正常，重返高原后血压又升高，此为诊断高原高血压的有力佐证。高原高血压症和原发性高血压的鉴别诊断如表 3-3 所示。

表 3-3　高原高血压症和原发性高血压的鉴别诊断

	高原高血压症	原发性高血压
体型	普通体型	肥胖体型为主
年龄	青年人较多，一般不超过 40 岁	40 岁以上多见
临床表现	头痛、失眠，恶心、呕吐、水肿、气促、心悸等多见	少见
体征	心脏轻度增大，心前区可闻及轻度收缩期杂音，肺动脉瓣听诊区第二心音亢进和（或）分裂，心率多较快，发绀等，这些改变与血压高低、高血压时间持续长短无关	体征改变与血压高低和血压持续时间有关

	高原高血压症	原发性高血压
眼底改变	眼底改变少见，与血压高低无平行关系	眼底改变发生率多，且多严重
心电图及X线检查	左心室电压优势和双心室肥厚，部分患者有电轴右偏，右心室电压优势和肥厚等肺动脉高压改变。部分病例有左心室增大，也有右心室轻度增大、肺动脉段隆突等改变	常见原发高血压的改变
治疗效果	轻度高血压，合并心、脑、肾损害者少见而轻微，治疗效果好	大多数较严重，降压效果不佳，且到中晚期，不同程度合并有心、脑、肾等器官的损害
预后	一般预后良好，转回平原 1～60 天内，多数人血压可恢复正常，各种临床症状亦随之消失	需要药物长期控制，不能自行恢复正常

（五）治疗

1. 健康教育

合理饮食，控制能量及钠盐摄入，多吃新鲜蔬果；适量运动；戒烟限酒；保持心理平衡；定期监测血压；积极配合治疗。

2. 治疗原则

基本同原发性高血压，但由于高原环境的特殊性，有些问题应特别注意：

（1）病程短、症状轻，无明显心、脑、肾受损表现者，可对症处理；加强锻炼，增强适应能力；必要时适当吸氧或应用安神镇静药物，保证充足的睡眠。

（2）血压上升较显著、症状较明显者，可给予降压药物治疗，如钙拮抗剂、β 受体阻滞剂、血管紧张转化酶抑制剂等，具体用法同高血压病；但利尿剂的应用必须慎重；内皮素受体拮抗剂疗效尚未被证实。

（3）血压高、病程长、出现高血压脑病者，除药物降低血压和颅内压外，还可吸入高浓度氧治疗，有条件的可采取高压氧舱治疗。

（4）病情重、经积极治疗效果不明显，或有较严重的心、脑、肾损害者，可转至平原或低海拔地区，如无器质性病变，其血压在不同时间内可恢复至正常水平。

（5）中医药治疗，如参附天麻汤、红景天等。

五、高原低血压症

高原低血压症（High Altitude Hypotension）指移居高原前人员血压正常，进入高原后收缩压小于 90 mmHg，舒张压小于 60 mmHg，以收缩压下降为主，并排除外周血管疾病及内分泌疾病所引起的症状性低血压。若收缩压与舒张压之差小于 20mmHg，则为合并高原低脉压。

（一）发病机制

高原人体血压偏低可能与以下因素有关：

（1）为了适应低氧环境，周围血管平滑肌舒张（NO 产生），毛细血管增生，小血管扩张，侧支循环开放流通，引起周围血管阻力下降，导致舒张压降低。

（2）久居高原的人有轻度的肺动脉高压，右心负荷重，心脏收缩力下降，静息状态下心输出量减少，同时血容量不足，使收缩压下降。心输出量的下降在吸氧后未见明显改善，但回到平原或低海拔地区 10 天左右即明显增加。

（3）高原人小动脉壁平滑肌细胞内含钠量较低，加上收缩性应激反应亦较低，故血压的轻度偏低是一种适应现象。

（4）有少数人出现高原适应机能障碍，导致血管舒缩中枢和自主神经功能调节紊乱；有的可出现迷走神经兴奋占优势，血内组织胺含量增加，或肾上腺皮质机能不足，血压过低，对组织灌注减少，出现缺血症状，就会形成高原低血压。

（二）临床表现

高原低血压症的主要症状为头昏、乏力、心慌、耳鸣及眼花、失眠、记忆力减退，部分患者可出现胸痛、气促、肢体麻木、抽搐等慢性高原衰退的症状。体检时收缩压低于 90 mmHg 或舒张压低于 60 mmHg，脉压可缩小。胸透、心脏超声、心电图、眼底检查等常规辅助检查未见特殊改变。

（三）诊断

根据全国高原医学学术讨论会拟定的施行方案，高原低血压症诊断标准为：

（1）多在海拔 3 000 m 以上发病；

（2）在平原血压正常，抵达高原后血压逐渐降低，小于 90/60 mmHg（收缩压或舒张压单项下降）；

（3）高原低血压症候群，常见眩晕、头痛、头重、耳鸣、不安、衰弱感、容易疲劳、易出汗、四肢冷感、工作能力减低、注意力不集中、肩僵硬、失眠甚至晕厥等症状；

（4）抵达平原或低海拔地区后，血压自行回升，而重返高原后血压又复降低；

（5）排除其他原因引起的继发性低血压。

（四）鉴别诊断

原发性低血压常见于年轻、无力型的妇女，伴有情绪易激动和血管运动的不稳定性。其中一部分人低血压时间较长，且不随年龄增加而升高，也不出现低血压的症状，如头昏、视物模糊、疲倦等。低血压多在体检时发现，属于正常范围。但另一部分人低血压有头昏、心悸、胸闷、视物模糊、疲倦等低血压症状，且常并发某些慢性疾病或营养不良。

此外，许多疾病可以出现继发性低血压，如心肌梗死、心律失常等。

（五）治疗

（1）一般轻度的血压下降，不需要特殊治疗。

（2）如果急速进入高海拔地区后出现严重的低血压，需要及时治疗，甚至需转至平原或低海拔地区，转运时给予吸氧，并注意保持脑部血液的供应。

（3）对于久居高原的高原低血压患者，如果其症状已影响日常工作、生活，亦应给予适当的治疗，治疗目的在于减轻临床症状。调节自主神经功能的对症治疗：B族维生素和谷维素。升压治疗：α 受体激动剂，如米多君片。中医治疗：参麦饮、复方党参片、复方黄芪茯苓，藏药如冬虫夏草、红景天苷等。

（韩潇　张诚）

·第四章　西藏地理环境与传染病·

第一节　包虫病

一、概述

包虫病（Hydatid Disease），又名棘球蚴病（Echinococciosis），是由棘球绦虫的幼虫寄生于人或动物体内引起的人畜共患病，不仅给畜牧业生产带来巨大损失，而且严重危害人的身体健康和生命安全，是我国传染病防治法中规定的丙类传染病。包虫病大多病程较长，主要临床表现为压迫症状，囊肿穿破时可引起过敏症状和继发性包虫囊肿。包虫病寄生部位及类型不同，其症状表现也不尽相同。囊型包虫病（Cystic Echinococcosis，CE）由带绦虫科棘球绦虫属的细粒棘球绦虫（Echinococcus granulosus）所致，囊型包虫病患者一旦病灶出现破裂，可导致过敏性休克而死亡；泡型包虫病（Alveolar Echinococcosis，AE）由带绦虫科棘球绦虫属的多房棘球绦虫（Echinococcus multilocularis）所致泡型包虫病最严重，病死率最高，有"虫癌"之称。包虫病在全球广泛分布流行，尤以农牧区最为严重。在中国，包虫病主要为囊型和泡型，主要分布在西藏自治区、青海省、四川省、甘肃省、宁夏回族自治区、内蒙古自治区、新疆维吾尔自治区等7个省（自治区）的牧区和半农半牧区，受威胁人口高达 6 600 万。2016 年全国 10 次包虫病流行省份监测结果表明普通人群患病率为 0.33%，西藏地区最高为 1.66%，其次为青海 1.63%。据农业部门调查数据推算，全国每年患包虫病的家畜超过 5 000 万头，因包虫病造成的直接经济损失在 30 亿元以上。

二、医学地理分布特点

（一）时空分布

包虫病呈全球性分布，主要分布于亚洲、非洲、南美洲、中东地区、中欧地区及北美阿拉斯加等以畜牧业为主的国家或地区，我国周边的哈萨克斯坦、吉尔吉斯斯坦、塔吉克斯坦等中亚国家和蒙古共和国包虫病流行较严重。我国的高发流行区主要集中在高山草甸地区及气候寒冷、干旱少雨的牧区及半农半牧区，包虫病感染率呈西高东低、由西向东明显减弱的特征。2004—2016年，除港澳台地区，全国 31 个省、自治区、直辖市均有包虫病病例报告，其中少数民族聚居的广大农牧区为高发区，地理分布上大致可以分为四类疫源地：（1）青藏高原疫源地：主要包括西藏自治区、青海省南部高原和四川省西部甘孜地区。（2）西部疫源地：主要包括西部和北部天山、阿尔泰山、塔尔巴哈山和巴鲁克山区域的广大地区。（3）中部疫源地：六盘山区域和甘肃南部，包括宁夏回族自治区西吉县、甘肃省漳县、岷县等流行区。（4）东部疫源地：内蒙古自治区呼伦贝尔草原一带。西藏自治区地处青藏高原西南部，牧区面积广阔，是包虫病流行最为严重的地区之一，全区 74 个县（区）均有病例分布。据 2014 年调查结果显示，西藏自治区那曲县人群棘球蚴病患病率高达 6.90%。2016 年调查结果显示，西藏自治区 74 个县（区）有 47 个县（区）查出泡型包虫病，推算全区泡型包虫病患病率为 0.20%。

2007—2016 年我国包虫病报告病例数为 44 329 例，其中 2008 年病例数最多为 5 919 例，2009 年病例数最少为 3 310 例，2016 年报告病例 5 290 例；包虫病时间分布呈现出一定季节性，每年 11—12 月病例数较多，1—2 月病例数较少。

（二）人群分布

全国重要寄生虫病分布现状调查结果显示：我国包虫病流行区人间患病率为 0.5% ~ 6.5%，患病人数 38 万，受威胁人口超过 7 000 万。人群血清学阳性率随年龄增长而上升，最高为 75 ~ 79 岁年龄组（18.18%），其次为 50 ~ 59 岁年龄组（16.10%），最低为 0 ~ 4 岁年龄组（7.13%）。人群包虫病患病率随年龄增长而逐渐上升，以 45 ~ 69 岁年龄段为患病高峰期。2004—2008 年全国包虫病疫情分析结果显示，包虫病患者最小年龄仅为 8 个月，最大年龄 95 岁，平均年龄 38 岁，主要集中在 20 ~ 65 岁人群，占全部病例的 82.4%。女性血清阳性率及患病率高于男性。全国 12 省（区）的 39 826 份血清的 ELISA 结果显示，总体血清阳性率为 12.04%，其中女性血清阳性率为 13.54%，男性为 9.92%，不同性别间血清阳性率差异有显著性。不同职业人群血清阳性率前 3 位依次是：半农半牧（19.10%）、家庭妇女（17.19%）、牧民（14.78%）。不同职业人群 B 超检查包虫病患病率前 3 位依次是：牧民（3.72%）、家庭妇女（2.19%）、半农半牧（2.15%），其中牧民患者所占的比例为 48.12%。由于包虫病的分布地区多为少数民族居住地，因此不同民族之间的血清阳性率也具有显著差异，柯尔克孜族最高（32.46%），其次为蒙古族、哈萨克族和维吾尔族，都在 20% 以上，藏族的阳性率为 9.70%。

三、临床表现、诊断与治疗

包虫病的分类按包虫囊肿寄生部位的不同，包虫病可分为：肝包虫病、肺包虫病、脑包虫病、骨骼包虫病、眼包虫病等其他部位包虫病，按包虫囊肿数量的多少可分为：单发性包虫病和多发性包虫病等。

（一）临床特征

1.肝包虫病

该类型患者肝质地变硬，表面不平，肝包虫囊极度肿大时，右上腹出现肿块，患者有饱胀牵涉感，并可有压迫症状。囊肿大多位于右叶，且多位于表面，位于左叶者仅 1/4。囊肿位于右叶中心部时肝脏呈弥漫性肿大，向上发展压迫胸腔可引起反应性胸腔积液、肺不张等体征；向下向前发展则向腹腔鼓出。多数患者体检时发现肝脏极度肿大，局部有圆形表面平滑囊肿感。少数病例叩打囊肿后可听到震颤。肝 B 型超声波、肝同位素扫描、肝 CT 检查均示肝脏占位性病变。通常由细粒棘球蚴所致称为单房型包虫病；而由多房棘球蚴所致的称为多房型包虫病，简称泡球蚴病。后者包虫增殖方式呈浸润性，酷似恶性肿瘤，故有恶性包虫病之称。

2. 肺包虫病

该类型患者常有干咳、咯血等症状。2/3 患者病变位于右肺，以下叶居多。在无并发症的病例胸部 X 线检查可见单个或多个圆形、卵圆形或多环形、边缘清晰而光滑的肿块。囊肿随呼吸而变形，大小不一，最大者可占一侧肺野。囊肿穿破囊液完全排出，在 X 线上呈空洞型；囊肿破入胸腔时可发生严重液气胸，约半数患者的囊肿破入支气管，囊液咳出可自愈。

3. 脑包虫病

该类型发病率低，为 1% ~ 2%，多见于儿童，以顶叶为常见，临床表现为癫痫发作与颅内压增高症状。包囊多为单个，多数位于皮层下，病变广泛者，可累及侧脑室，并可压迫、侵蚀颅骨，出现颅骨隆凸。脑血管造影、脑 CT、脑核磁共振均有助于诊断。

4. 骨骼包虫病

该类型较为罕见，国外报告占全身包虫病的 1% ~ 2%，国内报告远低于国外，仅占 0.2% 左右。以骨盆和脊椎发生率最高，其次可见于四肢长骨、颅骨、肩胛骨、肋骨等。细粒棘球蚴侵入长骨后，感染通常从骨端开始，疏松海绵骨首先受侵。由于骨皮质坚硬、骨髓腔狭小呈管状，限制包虫的发展，故病程缓慢，晚期可能出现病理性骨折、骨髓炎或肢体功能障碍。X 线可有助于诊断。

5. 其他部位包虫病

很少见，如眼包虫病主要见于眼眶，也可寄生在肾、膀胱、输尿管、前列腺、精索、卵巢、输卵管、子宫和阴道等泌尿生殖器官。此外，心、脾、肌肉、胰腺等部位也有棘球蚴寄生的报道。

（二）诊断标准

现行诊断标准是由中国疾病预防控制中心寄生虫病预防控制所和新疆维吾尔自治区包虫病临床研究所等单位联合起草的《包虫病诊断标准》（WS 257—2006），于 2006 年实施，明确了关于包虫病的诊断需具备以下条件：

（1）有在流行区居住、工作、旅游或狩猎史，或与犬、牛、羊等家养动物或狐、狼等野生动物及其皮毛的接触史；在非流行区有从事对来自流行区的家畜运输、宰杀、畜产品和皮毛产品加工等接触史。

（2）B超扫描、X线检查、计算机断层扫描（CT）或磁共振成像（MRI）检查发现包虫病的特征性影像；或发现占位性病变并查出包虫病相关的特异性抗体或循环抗原或免疫复合物；或发现棘球蚴囊壁、子囊、原头节或头钩。同时排除其他原因所致肝、肺等器官的占位性疾病。

（三）临床治疗

1. 手术治疗

目前外科手术为治疗包虫病的首选方法，应争取在压迫症状或并发症发生前施行，术时先用细针将囊液抽去，然后将内囊摘除。内囊与外囊仅有轻度粘连，极易剥离，常可完整取出。肺、脑、骨等部位的包虫病亦应行摘除手术。在手术摘除包虫内囊之前，向包虫囊内注入 10% 福尔马林液以助杀死原头蚴，由于药品对肺部组织具有刺激性和偶有的中毒副作用，因此尤其不适用于破裂性肺或肝包虫囊肿。国外有人采用西曲溴铵杀原头蚴，并认为是毒性低、效果好的杀原头蚴剂，用于人体包虫囊摘除术前，分 2 次适量注入囊内 0.1% 西曲溴铵，每次历时 5 分钟，一组 10 年间通过 378 例的手术时应用和手术后的观察报告表明，无包虫病复发，而未用西曲溴铵时，术后包虫复发率为 10%。

2. 药物治疗

药物治疗也是包虫病重要的辅助治疗方法，对于无法手术的患者是唯一的治疗手段。按照 WHO 指导意见，抗包虫药主要包括苯并咪唑类化合物，其中甲苯咪唑、阿苯达唑是抗包虫的首选药物，其适应证如下：继发性腹腔或胸腔包虫病，多发生于原发性肝或肺囊型包虫病并发破裂之后，或因误做诊断性穿刺，致使包虫囊液外溢，继发种植扩散，病变遍及全腹腔或全胸腔，难以根除；多发性或多脏器囊型包虫病，或复发性包虫病，患者不愿或难以接受多次手术。患者年迈体弱或并存重要器官的器质性疾病，手术耐受性差；经手术探查或不能根治的晚期肝泡球蚴病，或继发肺、脑转移者，药物治疗可缓解症状，延长存活期；无论囊型或泡型包虫病，手术前后辅助用药，可减少复发率，提高疗效。

四、包虫病的预防

包虫病流行于我国的大部分地区，其中西部地区较为严重，尤以青藏高原为高发地区，严重影响流行区人民群众身体健康。包虫病病程较长，危害严重，是农牧流行区居民因病致贫、因病返贫的重要传染病之一，因此我国政府重视包虫病的防治工作，1989年国家将包虫病作为丙类传染病，纳入《中华人民共和国传染病防治法》进行管理，并安排了专项资金对中西部贫困地区包虫病患者筛查和治疗、控制犬传染源、健康教育等工作予以支持，有力地推动了包虫病防治工作的开展，取得了较好的成效。

西藏自治区作为全国五大牧区之一，受特殊的自然环境、独特的饮食习惯和宗教思想等因素影响，一直是我国包虫病重度流行区。西藏自治区人体泡型包虫病感染存在性别差异，女性患病率高于男性，这可能与女性承担更多家务劳动有关，如喂养犬、捡牛粪、挤奶、剪羊毛等，在此过程中更容易增加感染风险。不同文化程度人群泡型包虫病患病率不同，文盲人群患病率较高，该人群缺乏健康意识和个人卫生意识，可能感染疾病的主要原因，且在造成自身感染的同时也增加了其他家庭成员感染的风险。因此应加强文化程度偏低农牧民的包虫病预防控制健康教育。不同职业人群中以牧民、半农半牧患病率较高。不同年龄人群均有泡型包虫病患者，患病率随年龄增长呈现增高的趋势。由于包虫病流行区经济和社会发展水平相对滞后，地理环境复杂，自然条件恶劣，人文环境独特，宗教习俗，农牧民群众科学文化知识普及率低，防治机构和队伍不健全，动物宿主种类多、数量大、分布广、管理难等因素，西藏自治区包虫病防治仍然面临诸多困难和严峻挑战。

（一）预防策略

贯彻"预防为主、科学防治"的方针，实行"因地制宜、分类指导"的原则；逐步建立和完善政府主导、部门合作、全社会共同参与的工作机制；采取以控制传染源为主，积极开展健康教育、中间宿主防制、患者查治相结合的综合性防治策略；大力开展区域合作和联防联控，注重科研攻关，加强国际合作，充分利用国内、国外各类资源，努力减轻包虫病危害，提高人民健康水平，保障畜牧业健康发展和畜产品质量安全。

（二）预防措施

1. 控制传染源

棘球绦虫成虫寄生于犬科食肉动物小肠中，感染犬是人和家畜感染的主要传染源。一是加强家犬的登记管理。提倡犬拴养，并做好登记管理。二是结合当地实际，确定犬驱虫日。广泛动员群众参与和配合犬驱虫工作，努力做到"犬犬投药、月月驱虫"。采取多种方法控制并减少无主犬数量，每月定期在无主犬聚集的场所或经常出没的区域投放驱虫药饵。同时鼓励捕杀无主犬。三是做好动物及其产品检疫监管工作。在包虫病流行区，按照有关规定对调运动物及其产品进行包虫病检疫监管。

2. 防制中间宿主

防制中间宿主环节，一是强化家畜屠宰管理，在专业屠宰场点进行屠宰，做好病变脏器的无害化处理工作，不用病变脏器喂犬；二是强化家畜免疫工作，每年对当年新生存栏家畜进行疫苗接种，以后对免疫家畜每年进行1次强化免疫。

3. 开展健康教育

包虫病流行区政府应结合当地实际情况，组织多部门、采取多样化的形式，尽可能地对每个人普及包虫病基本知识和预防技巧，增强自我防病意识和卫生防病能力。

4. 加强水源管理

采取措施解决包虫病流行区居民使用污染严重的地表水问题，保障定居点农牧民及家畜饮用水安全，有条件的地区供水到户，条件尚不具备的地区供水到集中供水点。

5. 做好个人防护

培养"饭前便后要洗手、远离虫卵不玩狗"的良好习惯，不到污染的草地上放牧，做好个人防护。

6. 加强疫情监测

做好基线调查，选择调查区域，按照不同的生产生活方式（城镇、农区、半农半牧区、牧区）进行分层整群抽样，或按照不同地理方位进行抽样，对犬感染率、家畜患病率和 6 ～ 12 岁儿童血清学阳性率进行调查，并根据调查结果确定流行范围和流行程度。加强病情监测，按照《包虫病防治技术方案》的要求开展儿童血清学阳性率和人群患病率监测，并按照《家畜包虫病防治技术规范》的要求开展犬感染率和家畜患病率监测，为评价防治效果提供依据。

（刘昆）

第二节　鼠　疫

一、概述

鼠疫（Plague）是由鼠疫耶尔森菌（Yersinia Pestis）引起的主要由啮齿动物及其寄生蚤传播的自然疫源性疾病，当人类接触到感染的动物或寄生蚤后就可能感染鼠疫。该病主要分为腺鼠疫、肺鼠疫、败血症鼠疫等 3 种类型。作为一种古老的自然疫源性疾病，鼠疫给世界人民带来巨大的灾难，公元前 3 世纪到 19 世纪末全世界至少发生了 3 次鼠疫大流行，波及亚洲、欧洲、美洲和非洲的 60 多个国家，造成数亿人死亡。我国也深受鼠疫的危害，据不完全统计，在新中国成立之前的 305 年中，全国共发生 6 次较大的鼠疫流行，共有 20 个省（区）549 个县（市、旗）流行鼠疫 179 年次，发病接近 260 万人，死亡近 240 万人。我国鼠疫自然疫源地面积广阔，类型复杂，人间鼠疫的地理分布与其自然疫源地分布高度一致，截至 2017 年底，全国共在 19 个省（自治区）319 个县（市、旗）发现 12 种不同类型的鼠疫自然疫源地。鼠疫作为我国甲类法定报告传染病，自新中国成立以来，其防控工作一直受到政府的高度重视，防控策略随着鼠疫防控形势改变发生着不断的变化。我国现阶段鼠疫防控工作取得了一定成效，但某些疫源地动物鼠疫流行仍然活跃，动物鼠疫引发人类感染的风险持续存在。

青藏高原喜马拉雅旱獭鼠疫自然疫源地是我国人间鼠疫和动物鼠疫疫情发生最多的重要疫源地之一，南缘为冈底斯山和念青唐古拉山，北界阿尔金山与祁连山，东起甘南山地，西达新疆境内昆仑山玉龙喀什河东岸。西藏自治区是该疫源地的重要组成部分，自 1966 年首次证实鼠疫流行以来，50 余年间西藏自治区鼠疫疫情始终处于活跃流行态势，动物疫情连年不断，人间疫情时有发生，新发疫源县不断增加，截至 2018 年，西藏自治区已确定疫源县 52 个，疫源地总面积达 80 余万 km^2，给当地的人民生命及财产安全带来极大的威胁。

二、医学地理分布特点

（一）时空分布

世界鼠疫自然疫源地广泛分布于北纬 55° 至南纬 40° 之间的热带、亚热带和暖温带的宽阔地带。我国鼠疫自然疫源地分布于黑龙江、吉林、辽宁、河北、内蒙古、宁夏、甘肃、新疆、青海、西藏、陕西、云南、广西、广东、福建、浙江、江西、四川、贵州 19 个省（自治区）319 个县（市、旗）；共有喜马拉雅旱獭、黄胸鼠等 12 种不同类型的自然疫源地，其主要宿主、传播媒介及分布地区见表 4-1。

自 1950 年以来，我国累计发生鼠疫病例 8 900 余例，主要分布于青海、甘肃、宁夏、新疆、西藏、云南、广西、贵州、四川、内蒙古、黑龙江、吉林、广东、福建、浙江 15 省区的 185 个县市。2001 年至 2019 年，共有 8 省 45 县（区）发生过人间疫情，主要分布于云南、青海、西藏、贵州、广西等地。西藏自治区是以喜马拉雅旱獭（简称旱獭）为主要储存宿主的鼠疫自然疫源地。自 1966 年首次从日喀则地区仲巴县隆格尔区日西乡鼠疫患者尸体中分离到鼠疫耶尔森菌以来，截至 2017 年，西藏全区有 18 个年份在 22 个乡镇共发生人间鼠疫 22 起，分布于全区 7 地市，其中日喀则地区的仲巴县发生 2 起、山南地区的隆子县发生 3 起、拉萨市的当雄县发生 2 起、林芝地区的朗县发生 2 起，那曲、比如、昌都、察雅、聂荣、普兰、曲松、错那、加查、班戈、扎囊、林周、江孜均发生 1 起。发病总人数 120 人，死亡 75 人，平均病死率 62.5%。根据 2014—2018 年西藏自治区鼠疫血清学调查结果分析，在拉萨、日喀则、山南、林芝、昌都、那曲、阿里地区采集各类动物血清样本量分别为 5 663 份、7 984 份、4 096 份、2 251 份、1 552 份、5 762 份、2 360 份，而检出阳性例数分别为 27 份、11 份、0 份、3 份、0 份、0 份和 9 份，提示西藏地区鼠疫防控形势严峻，应提高鼠疫监测能力并长期坚持综合性防控措施，尤其需加大疫情活跃重点城市的防控力度。

人间鼠疫全年均可发病，从我国 1950 年以来的发病资料来看，总体发病高峰在 7—10 月。南方家鼠疫源地，由于染疫啮齿动物不冬眠，春夏秋冬均可发生鼠疫，流行高峰在 8—9 月；北方野鼠疫源地，由于存在主要宿主动物冬眠的特性，病例多集中在 5—10 月，高峰在 7—9 月，但由于狐狸、藏系绵羊、犬、猫等染疫动物也可以作为传染源传播鼠疫，喜马拉雅旱獭疫源地 11 月至第二年 4 月也有人间鼠疫发生。西藏自治区的人间鼠疫最早发生在 6 月，之后逐月递增，8—9 月达高峰，10 月开始递减，可持续流行至 11 月。

表 4-1　中国鼠疫自然疫源地主要宿主、主要传播媒介和分布

序号	鼠疫自然疫源地	主要宿主	主要媒介	分布
1	松辽平原达乌尔黄鼠鼠疫自然疫源地	达乌尔黄鼠	方形黄鼠蚤松江亚种	黑龙江、吉林、辽宁、内蒙古
2	内蒙古高原长爪沙鼠鼠疫自然疫源地	长爪沙鼠	秃病蚤蒙冀亚种、近代新蚤东方亚种、同形客蚤指名亚种	内蒙古、河北、宁夏、陕西

续表

序号	鼠疫自然疫源地	主要宿主	主要媒介	分布
3	青藏高原喜马拉雅旱獭鼠疫自然疫源地	喜马拉雅旱獭	斧形盖蚤、谢氏山蚤	青海、西藏、新疆、甘肃、四川
4	帕米尔高原长尾旱獭鼠疫自然疫源地	长尾旱獭	谢氏山蚤	新疆
5	天山山地灰旱獭－长尾黄鼠鼠疫自然疫源地	灰旱獭、长尾黄鼠	谢氏山蚤、方形黄鼠蚤七河亚种	新疆
6	甘宁黄土高原阿拉善黄鼠鼠疫自然疫源地	阿拉善黄鼠	方形黄鼠蚤蒙古亚种	宁夏、甘肃
7	锡林郭勒高原布氏田鼠鼠疫自然疫源地	布氏田鼠	原双蚤田野亚种、光亮额蚤指名亚种	内蒙古
8	呼伦贝尔高原蒙古旱獭鼠疫自然疫源地	蒙古旱獭	谢氏山蚤	内蒙古
9	滇西山地齐氏姬鼠－大绒鼠鼠疫自然疫源地	齐氏姬鼠、大绒鼠	特新蚤指名亚种	云南
10	滇西山地闽广沿海居民区黄胸鼠鼠疫自然疫源地	黄胸鼠	印鼠客蚤（开皇客蚤）	云南、福建、广东、广西、贵州、江西、浙江
11	青藏高原青海田鼠鼠疫自然疫源地	青海田鼠	细钩盖蚤、直缘双蚤指名亚种	四川、青海
12	准噶尔盆地大沙鼠鼠疫自然疫源地	大沙鼠	臀突客蚤、簇鬃客蚤	新疆
合计	14 种	16 种	19 省区	

（二）人群分布

根据我国 1950 年的资料，青藏高原地区人间鼠疫总体男性高于女性 2 倍多，患者年龄最大 95 岁，最小 4 个月，发病最多年龄段为 10 ~ 19 岁。农民和牧民感染比例较高，其次是儿童、民工、喇嘛、医生、个体户、教师等。西藏自治区 1966—2012 年共发生鼠疫感染人数 120 人，各年龄段均有发病，年龄最小的为 1.5 岁，最大的为 77 岁。21 ~ 30 岁年龄段人数最多，占 24.07%；0 ~ 10 岁、61 ~ 70 岁、71 ~ 80 岁人数分别占 7.41%、5.56%、1.85%；

其余各年龄段发病人数均在 10% ~ 20%。120 例病例中男性患者 80 人，占总病例数的 66.67%，女性患者 40 人，占总病例数的 33.33%。

三、临床表现、诊断与治疗

人类感染鼠疫后经过 1 ~ 6 天的潜伏期，通常会出现"流感样"症状，典型临床表现是突发高热、寒战、头部疼痛，有时出现中枢性呕吐、呼吸促迫、心动过速、血压下降等症状，临床上根据感染途径不同主要分为腺鼠疫、肺鼠疫、败血型鼠疫三种类型。

（一）临床表现

1. 腺鼠疫

腺鼠疫是最常见的类型。该类型鼠疫除具有鼠疫的一般症状外，其主要特点为受侵部位所属淋巴结肿大。一般在发病的同时或 1 ~ 2 天内出现淋巴结肿大，可以发生在任何被侵犯部位的所属淋巴结，以腹股沟、腋下、颈部等为多见。主要特征表现为淋巴结迅速弥漫性肿胀，大小不等，质地坚硬，疼痛剧烈，与皮下组织粘连，失去移动性，周围组织亦充血、出血，由于疼痛剧烈，患侧常呈强迫体位。

2. 肺鼠疫

肺鼠疫是不同类型鼠疫中传染能力最强但却相对少见的类型。根据感染途径不同，肺鼠疫可分为原发性和继发性两种。原发性肺鼠疫是由于吸入含有鼠疫菌的飞沫引起，患病初期干咳，继之咳嗽频繁，咳出稀薄泡沫痰，痰中混血或纯血痰。通常情况下肺鼠疫是由腺鼠疫继发而致，患者先有腺鼠疫的症状，当继发肺鼠疫时，表现出前述原发性肺鼠疫症状。若不及时给予有效治疗，患者多于发生肺鼠疫 2 ~ 3 天后死于中毒性休克、呼吸衰竭和心力衰竭。患者体格检查时，受累的相应肺叶可以叩及局限性浊音，而且随着病情加重，浊音界迅速扩大。肺部听诊有散在罗音（包括干性、湿性或捻发音）。心脏查体常表现为心界扩大，心律不齐，有时可闻收缩期杂音。胸部 X 线可见多叶段分布的斑片状边缘模糊的高密度阴影。

3. 败血型鼠疫

当鼠疫菌直接进入血液循环时即引发败血型鼠疫，很多腺鼠疫感染后期可继发败血型鼠疫。败血型鼠疫表现出极严重的鼠疫一般症状，恶寒、高热、剧烈头痛、谵妄、神志不清、脉搏细速、心律不齐、血压下降、呼吸促迫、广泛出血，如皮下及黏膜出血、腔道出血等，若不及时抢救多于1~3天内死亡。

（二）诊断依据及排除标准

由原中国卫生部发布的《鼠疫诊断标准》（WS 279—2008）明确了诊断及排除鼠疫的依据有以下条件：

（1）临床症状　突然发病，高热，剧烈头痛、昏睡、颈部强直、谵语妄动、白细胞剧增，在未用抗菌药物或仅使用青霉素族抗菌药物情况下，病情迅速恶化，在48小时内进入休克或更严重的状态；出现急性淋巴结炎，淋巴结肿胀，剧烈疼痛并出现强迫体位；出现咳嗽、胸痛、咳痰带血或咯血；皮肤出现剧痛性红色丘疹，其后逐渐隆起，形成血性水泡，周边呈灰黑色，基底坚硬，水泡破溃后基底创面也呈灰黑色；严重者会出现重度毒血症、血性腹泻并伴有重症腹痛、高热及休克综合征。

（2）接触史　患者发病前10天内到过鼠疫流行区；在10天内接触过来自鼠疫疫区的疫源动物、动物制品、进入过鼠疫实验室或接触过鼠疫实验室用品；在10天前接触过具有上述临床表现的患者并发生具有类似表现的疾病。

（3）实验室诊断　患者的淋巴结穿刺液、血液、痰液，咽部或眼分泌物，或尸体脏器、骨髓标本中分离到鼠疫菌；上述标本中针对鼠疫菌基因的PCR扩增阳性，同时对照成立；或标本中采用胶体金抗原检测等方法检出鼠疫菌F1抗原；或患者急性期与恢复期使用酶联免疫吸附试验，针对鼠疫F1抗原抗体呈4倍以上增长。

鼠疫类型较多且临床症状表现复杂，应与其他类型的疾病鉴别，排除鼠疫诊断的标准为：①在疾病过程中，确证为其他疾病，可以解释所有的临床表现，针对鼠疫进行的所有实验室检测结果均为阴性；②在疾病过程中未确诊鼠疫，发病30天后，针对鼠疫F1抗原的抗体检验结果仍为阴性，或达不到液体滴度升高 4 倍的标准。

（三）病因治疗

鼠疫的治疗以链霉素为首选，强调早期、足量、总量控制的用药策略。用量根据病型不同、疫源地不同而异，肺鼠疫和败血型鼠疫用药量大，腺鼠疫及其他各型鼠疫用药量较小。在应用链霉素治疗时，为了达到更好的预后，常常联合其他类型抗生素，如喹诺酮、多西环素、β-内酰胺类或磺胺类等。若因过敏等原因不能使用链霉素者，可考虑选用庆大霉素、氯霉素、四环素、多西环素、环丙沙星等。

腺鼠疫：链霉素成人首次 1 g，以后 0.5～0.75 g，每 4 h 或每 6 h 肌注，2～4 g/d。治疗过程中可根据体温下降至 37.5℃以下，全身症状和局部症状好转逐渐减量。患者体温恢复正常，全身症状和局部症状消失，按常规用量继续用药 3～5 天。疗程一般为 10～20 天，链霉素使用总量一般不超过 60 g。腺体局部按外科常规进行对症治疗。

肺鼠疫和败血型鼠疫：链霉素成人首次 2 g，以后 1 g，每 4 h 或每 6 h 肌注，4～6 g/d。直到体温下降至 37.5℃以下，全身症状和呼吸道症状显著好转后逐渐减量。疗程一般为 10～20 天，链霉素使用总量一般不超过 90 g。注意减量用药时不要大幅度减量，防止病情反复。儿童参考剂量为 30 mg/(kg·d)，每 12 h 一次，并根据具体病情确定给药剂量。

（四）对症支持治疗

1. 抗休克治疗

（1）补充血容量 维持有效血容量是感染性休克救治的关键，应当在休克早期或入院的 6 小时内纠正低血容量。急性期患者应当给予静脉补液，补充营养及水分，有条件者根据中心静脉压（CVP）、肺动脉毛细血管气压等调整输液量，使 CVP 达 8～12 mmHg；调节机体内电解质平衡，常用 5%～10% 的葡萄糖溶液、0.9% 生理盐水或林格氏液、能量合剂等。

（2）纠正酸中毒 纠正酸中毒可增强心肌收缩力、恢复血管对血管活性药物的反应性，同时防止弥散性血管内凝血的发生。首选的缓冲碱为 5% 碳酸氢钠，次为 11.2% 乳酸钠（肝功能损害者不宜使用）。

（3）血管活性药物应用　在血容量不足的情况下，若血压仍然不升，可应用血管活性药物，常用血管活性药物有以下三种：

多巴胺：2 ~ 20 mg/(kg·min)，较低剂量时可增加心肌收缩力和心排出量，增大剂量还可增加外周血管阻力，增加心脏后负荷、肺动脉压和血管阻力，提升血压。

多巴酚丁胺：当有证据表明血容量已经补足（CVP>8 mmHg），临床或监测提示心功能不全时，可以联合使用多巴酚丁胺。有效剂量为 2 ~ 20 mg/(kg·min)。但静脉多巴酚丁胺可增加房性和室性心律失常的几率，且与剂量相关。

当多巴胺和多巴酚丁胺无效且维持血压困难时，可用去甲基肾上腺素：成人量 0.1 ~ 1.0 mg/(kg·min)，调节滴速达到理想血压水平（收缩压 80 ~ 90 mmHg），维持量 2 ~ 4 mg/min；儿童 0.02 ~ 0.1 mg/(kg·min)，但需监测血液动力学。

（4）肾上腺皮质激素应用　肾上腺皮质激素具有降低外周血管阻力、改善微循环、拮抗内毒素、减轻毒血症，并有非特异性抗炎作用，能抑制炎症介质和细胞因子的分泌等多种作用，毒血症状重者或出现低血压休克者可用肾上腺皮质激素，如氢化可的松 3 ~ 5 mg/(kg·d)，或甲基泼尼松龙 1 ~ 2 mg/(kg·d)，病情稳定后尽早减量或停用，一般不超过 5 ~ 7 天。

2. 呼吸支持治疗

对肺鼠疫患者应当经常监测 SpO_2 的变化，发现 SpO_2 下降是呼吸衰竭的早期表现，应及时给予呼吸支持治疗。有低氧血症者，通常需要较高的吸入氧流量，使 SpO_2 维持在 93% 或以上，必要时可选用面罩吸氧。应当尽量避免脱离氧疗的活动。若吸气流量 ≥ 5 L/min，或吸入氧浓度（FiO_2）≥ 40% 条件下，SpO_2 < 93%；或经充分氧疗后，SpO_2 虽能维持在 93%，但呼吸频率仍在 30 次 /min 或以上，呼吸负荷仍保持在较高的水平，应当及时考虑无创或有创人工通气。一般认为 FiO_2 > 60%，PaO_2 < 8 kPa（60 mmHg）时，应当

采用以呼气末正压通气为主的综合治疗。

（五）隔离及防护

坚持"就地、就近"原则，对疑似或确诊病例分别予以单间隔离；条件不允许的，可对同类型鼠疫病例进行同室隔离；若附近有传染病专用隔离病房，应将患者转入传染病病房隔离。凡接触鼠疫或疑似鼠疫患者的人员，应在标准防护的基础上，按照预防飞沫传播的防护原则进行个人防护。医护人员进入病房应着全套个人防护装备，主要包括防护眼镜、防护服、N95口罩、手套、鞋套等。

对鼠疫患者的直接接触者、被疫区跳蚤叮咬的人、接触了染疫动物分泌物及血液者，以及鼠疫实验室工作人员操作鼠疫菌时发生意外事故，均应进行鼠疫预防性治疗。

四、鼠疫的预防

当发生人间鼠疫时，首发病例的个案调查非常重要，流行病学调查的主要任务是查清传染源及掌握疫情的发生、发展趋势，为划定疫区、采取处置措施提供依据。

（一）流行病学调查

1.调查对象

调查对象包括疑似和确诊鼠疫病例，鼠疫患者密切接触者等。

2.调查内容和方法

发现疑似和确诊鼠疫病例后，应及时开展个案调查。调查患者的年龄、性别、住址、职业、文化程度、旅行史等信息；查阅患者的病历及化验记录、询问经治医生及病例、病例家属等，详细了解病例的发病经过、就诊情况、临床表现、实验室检查结果、诊断、治疗、疾病进展、转归等情况；通过询问及现场调查，了解病例及其家庭成员情况、家庭居住位置、环境等；询问病例发病前10天内生产、生活、旅行或可疑暴露史，了解其是否到过鼠疫疫源地区，是否接触过疫源动物。询问病例发病前10天内与类似病例的接触情况，包括接触时间、方式、频率、地点、接触时采取的防护措施等；了解密切接触者，应对病例的家庭成员、医务人员、陪护人员或其他密切接触者开展追踪调查，必要时应采集相关标本进行检测。在出现聚集性病例或暴发疫情时，应注意调查感染来源。若怀疑有人传人可能时，应评估人群感染及人传人的风险。组织疾病预防控制人员或医务人员，采用查看当地医疗机构门诊日志、住院病历等临床资料、入户调查等方式，开展病例的主动搜索，并对搜索出的疑似病例进行筛查、随访。追踪疑似病例和确诊病例的密切接触者，必要时采集相关样本进行检测。通过查阅资料、咨询当地相关部门等方法，了解当地自然生态环境、媒介分布，以及相关的人口、气象、生产、生活资料等情况。

（二）鼠疫监测

1. 人间鼠疫监测

主要以鼠疫患者密切接触者及发热病例为监测对象。采用发热患者登记、报告与筛查，重点人群巡诊，以及出入疫区群众检诊三种监测形式。

2. 动物鼠疫监测

选择已知鼠疫疫源地、具有潜在动物鼠疫发生危险地区的人群聚集地区周边或人群活动区域，采取固定监测、流动监测、疫源检索及鼠情调查等形式开展监测，监测调查内容有：

（1）地理景观调查 以地貌、植被、宿主分布三项指标划分监测规划区生境分布图。

（2）宿主动物调查 根据不同疫源地类型，主要宿主动物调查方法有所不同。黄鼠、沙鼠、田鼠疫源地以抽样方法调查宿主动物数量；旱獭疫源地以路线法调查宿主动物数量；家鼠疫源地以笼夹法调查宿主动物数量。

（3）媒介调查 以蚤类为主要调查对象，部分地区视情开展蜱、螨或虱的数量调查。鼠体蚤调查，捕获主要宿主动物的活体，单只装袋，用乙醚麻醉后，用检蚤镊子进行检蚤，对获得的蚤鉴定分类，计算染蚤率和蚤指数；洞干蚤调查，黄鼠洞干蚤调查应用直径 1.5 cm，长 100 cm 的胶管，一端缠 40 cm 长的棉花、绒布或毛巾制成的探蚤管进行探蚤；旱獭洞干蚤调查应用直径 4 ～ 5 cm 的胶管，长 150 cm，一端缠 100 cm 的绒布、棉花或毛巾制成的探蚤管。每洞探 3 次以上，以最后 3 次探不到蚤为止。对所获得的蚤鉴定分类，计算染蚤率和蚤指数；巢穴蚤调查，挖掘有鼠居住的鼠洞，将鼠洞剖开后，取巢垫物及表层巢土一起装入布袋，分类鉴定，计算染蚤率和蚤指数；室内游离蚤调查，尽可能选择有鼠类活动的房间 30 间，每间布放 5 张，即四角及中间各 1 张。在人睡觉前布放，早晨起床后收起，在放大镜下检蚤，对所获得的蚤鉴定分类，计算染蚤率和蚤指数。

（4）病原学及血清学调查　对采集到的动物取其肝脾等进行细菌学检验，对采集的蚤（蜱）等，按同一寄主、同一蚤种、同一地点分组（1 ～ 20 只/组）进行鼠疫菌分离培养和动物试验；对采集到的活体动物采血，分离血清，进行鼠疫 F1 抗体检测，病死动物进行鼠疫 F1 抗原检测。

（5）监测资料的收集　收集当地的一般背景资料，如调查时当地的气象资料（气温、降雨量、湿度、风力、风向等）、地理状况（地理位置、地形、地貌、湖泊、河流、流域等）、人口统计学资料、生产及生活方式（农、牧业、狩猎等活动）、生活及卫生习惯、特殊风俗、社会经济状况以及其他相关资料等。收集监测调查的相关资料，包括各种采样（人体血清、宿主动物标本、媒介）登记表、检测登记表、检测报告，以及各类专题调查（血清采集、宿主动物调查、媒介调查）统计表等。监测结束后，应及时撰写专题调查报告，进行汇总整理、分析与上报。

（三）预防对策与措施

贯彻"预防为主"的方针，坚持"依法治理，综合防治"的原则，在全面系统监测基础上，因地制宜地落实以健康教育、预防性灭鼠灭蚤、疫区消杀和改变生态环境为主的综合防治措施。

1. 健康教育

通过信息传播和行为干预，帮助个人和群体掌握卫生保健知识、树立健康观念，自愿采纳有利于健康行为和生活方式的教育活动与过程。通过健康教育把有关预防疾病的知识交给群众，提高自我防护能力，主要包括以下三个方面：

（1）宣传对象　主要包括生活在疫源地及其毗邻地区的群众、进入疫源地的人员等。

（2）宣传内容　除宣传鼠疫防治科普知识外，重点宣传"三报"和"三不"，"三报"即"报告病死鼠（獭及其他病死动物）、报告疑似鼠疫患者（发热及淋巴结肿大，发热及胸痛、咳嗽）、报告不明原因的高热患者和急死患者"；"三不"即"不私自捕猎疫源动物、不剥食疫源动物、不私自携带疫源动物及其产品出疫区"。

（3）宣传形式　要以大众传媒为主，开展有计划、经常性的鼠疫宣传教育，采取群众易于接受、通俗易懂的宣传形式，如公益性广告、健康生活话题等。对高危人群要采取有针对性的宣传方式，专业机构要对负责预防鼠疫宣传教育的工作人员进行培训和管理。

2. 预防性灭鼠灭蚤

在鼠疫疫源地地区，应当强化群众性爱国卫生运动，全面改善居住环境的卫生状况，减少鼠疫动物宿主和媒介生物对人的威胁。在受到鼠疫威胁的地区，可以采取主动的灭鼠灭蚤措施。主要包括以下情形：

（1）在疫源地内，当宿主动物密度和传播媒介指数有迅速增长趋势时，对疫源地内村、镇等人口聚集区、旅游区等进行灭鼠灭蚤和调查监测工作。

（2）当毗邻的地区有鼠疫发生时，对受到威胁的交通枢纽、村镇等人口聚集区、旅游区等进行灭鼠灭蚤和调查监测工作。

（3）发生自然灾害（洪灾、旱灾、地震等）的疫源地及其毗邻地区，对人口聚集区等地进行灭鼠灭蚤和调查监测工作。

（4）疫源地及其毗邻地区内的大型建设项目施工前后，应对其周围开展灭鼠灭蚤，同时注意对鼠和蚤等开展长期调查监测工作。

3. 发生疫情时的控制措施

（1）疫区隔离　对鼠疫患者和疑似患者进行隔离；对于肺鼠疫接触者须

隔离观察；其他型鼠疫的接触者应根据与患者接触的程度，确定密切接触者，并对其进行健康隔离或跟踪观察（直接接触者指在9天内与鼠疫患者有过直接接触，如同室工作、生活等）。如已去外地，应通报追索，就地隔离留验。

（2）患者救治　医疗机构发现鼠疫患者、疑似患者时，应当及时采取隔离治疗、防护和消毒措施，并在治疗前采集检测样本，立即向当地县级疾病预防控制机构或鼠疫防治专业机构报告。未到医疗机构就诊或就诊医疗机构达不到收治鼠疫患者条件时，应将患者用传染病专用救护车转运到有条件的医疗机构，进行隔离治疗。如果患者在交通不便的偏远农村牧区，一般不宜长途转运，可在小隔离圈内设立隔离病房，由医疗救治机构派医护人员就地隔离和治疗患者。

（3）实验室检测　实验室检测结果是鼠疫患者确诊的重要依据，必须尽可能在治疗前采集鼠疫患者、疑似鼠疫患者及直接接触者的样本，首发病例尸体应解剖查验，采集脏器样本，进行病原学和血清学检测。应尽可能收集与疫情有关的疫源动物、昆虫及其他可检材料进行检测。快速检测方法应在24小时内作出初步实验室诊断，常规病原学和血清学方法在48～96小时内作出实验室诊断。

（4）巡诊检诊　除对小隔离圈内人员、居家和集中隔离的直接接触者由医疗卫生人员专人检诊检查外，当地基层医疗和预防保健人员负责对疫区内、外群众进行巡诊，搜索鼠疫患者、疑似鼠疫患者，如发现体温在37℃以上的可疑患者，尤其是有直接接触史者，需要严密观察。在不能排除鼠疫时，应采集标本送检，并及时进行隔离观察和预防性治疗，及时做出实验室诊断。

（5）疫区消毒　消毒是切断传播途径、防止鼠疫疫情扩散的重要措施。判定鼠疫疫区后，应当对划定疫区进行消毒，将污染范围内的病原微生物杀灭或消除，使之无害化。

（6）疫区灭蚤　灭蚤是杜绝鼠疫流行的重要措施。判定鼠疫疫区后，在抢救患者的同时，把患者的衣服、被褥全部进行消毒、灭蚤处理。在灭鼠前或同时对大小隔离圈内彻底进行环境灭蚤（包括鼠洞灭蚤）。

（7）疫区灭鼠　灭鼠是消灭传染源的重要措施。大小隔离圈内的所有疫区范围，除防疫人员为调查目的外，一般禁用器械捕鼠，以防疫鼠污染和疫蚤游离。应选用高效灭鼠药物灭鼠，必要时可扩大范围，也可与野外灭鼠同时进行。

（8）尸体处置 依照《中华人民共和国传染病防治法》第四十六条规定，患甲类传染病死亡的，应当将尸体立即进行卫生处理，就近火化。为了进行病理检查和确诊，医疗机构在必要时可以按照国务院卫生行政部门的规定告知死者家属，对鼠疫患者尸体或者疑似鼠疫患者尸体进行解剖查验病原体。

（9）交通检疫 发生鼠疫疫情时，根据上级或本级人民政府的指令和当地疫情形势，实施交通检疫。一般情况下，在车站或港口设立检疫站，在交通要道设路卡，进行检疫。必要时在鼠疫疫区附近（10 km）内的交通要道，设置临时交通卫生检疫站，对进出疫区和运行中的交通工具及其乘运人员和物资、疫源动物进行检疫查验。对疑似鼠疫患者留验观察，对从疫区猎取的野生动物（旱獭、狐狸、山羊、野兔等）进行细菌学检验，并查扣上述动物，对从疫区运出的有污染可能的货物（如动物皮毛、棉絮等）进行检查，必要时对货物及车辆进行灭鼠、灭蚤和卫生消毒。

（10）爱国卫生运动 疫区在消毒、灭蚤、灭鼠的基础上，应发动群众开展环境卫生整治，要求墙壁无缝，家具离地面半尺，粮食保存有防鼠设施，室外无散在垃圾粪便，家畜圈养，街道整洁，使居室内外形成一个清洁卫生的环境，清除鼠、蚤孳生的场所。

（11）疫情处理工作评估 评估主要内容包括疫区自然地理概况，发生疫情的原因，传染源、传播途径和流行因素，疫情发生、发展和控制过程，患者构成，治疗效果，染疫动物种类、密度及分布，媒介种类、分布及指数，所采取措施的效果评价，应急处理过程中存在的问题和取得的经验及改进建议等内容。

（刘昆）

第三节　布鲁菌病

一、概述

布鲁菌病（Brucellosis）简称布病，是由布鲁菌（Brucella）引起的人畜共患的慢性传染性疾病。人布鲁菌病，又称地中海弛张热、马尔他热、波浪热或波状热，临床表现为长期发热、多汗、关节痛及肝脾肿大等症状，患者可出现骨关节系统损害。动物布鲁菌病，以羊和牛最为常见，其他家畜、家禽、野生动物对布鲁菌病有不同程度的易感性，其中，牦牛最为易感，部分地区感染率可达 30% 以上，其次是山羊、绵羊和黄牛，感染率 10% ~ 25%。另外，猪、马、犬和岩羊的布病感染情况也较普遍。布病在世界范围内广泛流行，全球范围内每年新发人间布病约为 50 万例，超过 170 个国家有布病病例报告。世界动物卫生组织（World Organization for Animal Health，OIE）将其列为 B 类动物疫病，《中华人民共和国传染病防治法》将其列为乙类传染病，《中华人民共和国动物防疫法》将其列为二类动物疫病。布病在 20 世纪 50 年代广泛流行于我国，疫情严重地区人畜感染率达 50%。在我国西藏地区，布病于 1913 年从羌塘草原开始流行，随后逐步蔓延至西藏全区。西藏地区布病以 1965—1979 年间的流行最为严重，20 世纪 50 到 60 年代，西藏地区人间布病的感染率高达 42.1%，后在当地疾病预防部门的努力下，西藏地区的人间布病感染率在 20 世纪 70 年代左右有所缓解，但在 20 世纪 90 年代又有了明显的回升。1990—2001 年，布病在西藏地区的人间感染率为 5.73%，发病率为 0.12%，在畜间的感染率为 0.6%，西藏地区布病流行位于我国布病发病率和感染率的前列。

二、医学地理分布特点

（一）地区分布

布病在世界范围广泛分布，疫情较严重的国家集中在亚洲、非洲和南美洲。欧洲的希腊、西班牙、马尔他等国家人间和畜间发病率也较高；非洲有 37 个国家流行布病，发病较高的有伊萨地区、阿法尔、尼日利亚、扎伊尔和坦桑尼亚等；美洲的秘鲁、阿根廷为中等流行区；大洋洲的玻利尼西亚是人间布病高发区，新西兰和澳大利亚畜牧业发达，羊种布鲁菌病流行严重；在亚洲，中东地区的也门、伊朗、叙利亚、土耳其、沙特阿拉伯布病流行相对严重；研究显示，2014 至 2017 年间，也门的最高年度布病发病率为 88.6/100 000，叙利亚和伊朗的最高年度布病发病率分别为 40.6/100 000 和 18.6/100 000。东南亚国家老挝属人间布病高发区。至 20 世纪 80 年代中期，世界上有 17 个国家和地区宣布消除人畜布病，然而到了 20 世纪 80 年代后期，布病发病率在世界部分地区回升明显，如沙特阿拉伯的年发病率从 1987 年的 52 /100 000 上升至 1991 年的 74 /100 000；印度新德里人间布病发病率原来只有 0.96 /100 000，上升到 28. 6 /100 000 ~ 99. 8 /100 000。各国布病监测结果表明，不同国家和地区受布氏菌侵袭的畜种不同，畜间布病疫情回升差别也很大，但总体疫情呈现不同程度的回升趋势。

目前，我国布病疫情总体也呈现再度肆虐状态。据 1952—1990 年的资料统计，中国人间布病疫情曾出现两个高峰（1957—1963 年，1969—1971 年），发病率超过 1/100 000。20 世纪 70 年代后至 90 年代初，人间布病发病率出现了明显下降，发病率降到了 0.08/100 000。自 2000 年后，我国人畜布病疫情出现了快速上升的势头。2019 年全国新发病例报告总数为 44 036 例，报告发病率为 3.15/100 000。需要注意的是，报告人间布病只是被动监测数据统计，估算实际发病数据至少是报告数据的 2 倍。我国发病率较高的省份主要分布于内蒙古自治区、辽宁、吉林、黑龙江、河北、山西等省的部分县区，北方的发病率显著高于南方地区，但南方省份报告病例数呈逐年增加趋势。

西藏自治区在 1964 至 1965 年间首次在那曲地区班县牧区进行人畜布病调查，结果显示畜间平均感染率为 9.18%，其中检牛 227 头，感染率为 13.22%；在羊流产胎儿中分离出羊种布鲁菌。近年来，西藏自治区每年对布病进行两次监测，2007 年监测牛血清 12 646 份，阳性 5 份，阳性率 0.04%；2008 年监测牛血清 1 940 份，阳性血清 2 份，阳性率 0.1%，2009 年共监测牛血清 2 152 份，其中阳性血清 1 份，阳性率 0.05%；2010 年 14 个县共监测牛血清

560 份，其中阳性血清 1 份，阳性率 0.18%；2011 年监测牛血清 1 128 份，阳性 47 份，阳性率 4.17 %；2012 年下半年，全区 12 个县的 1 200 份牛血清检测出阳性样品 2 份，阳性率为 0.17%；2013 年全年检测 2 800 份牛血清均为阴性；2014 年上半年全区检测 2 010 份牛血清，阳性 15 份，阳性率为 0.75%；2014 年全区第三次疫病普查，在日喀则地区的 11 个县检测牛血清 1 721 份，7 份阳性，阳性率 0.41%。

（二）时间分布特征

布病可发生于全年各个季节，但与羊、牛的流产关联性较强，由此导致布病流行季节性明显，发病高峰通常在 3—8 月。羊种布鲁菌流行区有明显的季节性高峰，我国北方农牧区人群发病高峰在 4—5 月，夏季剪羊毛和乳肉食品增多，也可出现一个小的发病高峰。人间布病发生季节与羊群产羔及流产密切相关，如北方牧区羊因布鲁菌病流产多发生于 2—3 月，经过约 1 个多月，即 3—5 月，人间布鲁菌病达到高峰，原因为人感染后大约要经过 1 个月的潜伏期才出现临床症状。此外，我国各地区布病季节性变化还与各省区流行的优势菌种有关。牛种、猪种布鲁菌的布鲁菌病季节性不明显。

（三）人群分布特征

人对布鲁菌普遍易感。人群布鲁菌病感染率与传染源和传播媒介密切接触的机会、程度有关。布鲁菌病患者可以重复感染布鲁菌。布病的发病人群以青壮年男性患者居多，尤其是 40 ~ 50 岁年龄段。因为在羊牛养殖量大的农牧区，40 ~ 50 岁年龄段的男性是主要劳动力，是接触流产物最多的人群。据研究，牧区养殖者各年龄组均有感染和患病，但较集中在 25 岁以上的年龄组。可能与青壮年为主要劳动力且同病畜的接触机会（如屠宰、放牧、接羔、处理流产物、剥死羊羔皮、剪羊毛等）较多相关。对家畜来说，成年羊牛被感染的较多，特别是怀孕母畜。特别是受布病感染的母牛流产胎儿和羊水、胎衣等是最危险的传染源。在职业分布上，有明显的职业性，凡与病畜、染菌畜产品接触多者发病率高。农民、牧民、兽医、皮毛和乳、肉加工人员及相关实验人员感染率比一般人高。据一项 2011—2013 年间对于西藏阿里地区布鲁菌病血清学调查分析结果显示，牧区患病率和感染率均高于农区，牧童的感染率高达 63.06%，而学生的感染率只有 5.52%。除此之外，从事相关的实验室工作及布鲁菌病防治工作者的感染机会也较多。

（四）不同疫区流行特点

由于传染源的种类、病原菌的种型、毒力和人群免疫水平不同，不同疫区表现不同的流行病学特点。

1. 羊种布鲁菌疫区

羊种布鲁菌疫区的主要传染源是病羊。羊种菌生物型对人、畜均有较强的侵袭力和致病力，易引起人、畜间布病的暴发、流行和重大疫情。大多出现典型的布病临床症状和体征。

2. 牛种布鲁菌疫区

牛种布鲁菌疫区的主要传染源是病牛。病牛和带菌牛的排泄物，分泌物和被母畜流产物污染的饲料、饮水为导致健康牛患病的主要传染源。牛种菌生物型较多，毒力不一，有的菌株毒力接近羊种的强毒株。总体而言，牛种菌毒力较弱，但有较强的侵袭力，即使是弱毒株，也可使牛发生暴发性流产或不孕，严重影响畜牧业发展。但对人致病较轻，感染率高而发病率低，呈散发性，临床症状和体征多不典型；病程短，后遗症少。

3. 猪种布鲁菌疫区

猪种布鲁菌疫区主要传染源是病猪，通常由猪 1 型和猪 3 型菌致病，毒力介于羊种菌和牛种菌之间。同一生物型菌株，既有强毒株，也有弱毒株。猪种菌对猪致病力强，对羊、牛致病力较低，对人致病力比牛种菌强，但也是感染率高，发病率低，除少数病例病情较重外，大多数无急性期临床表现。

4. 犬种布鲁菌疫区

犬种布鲁菌疫区主要传染源是病犬。犬种菌除了侵犯犬，引起犬流产外，也可使猫、牛、猪、兔、梅花鹿、鼠等动物感染，产生抗犬种布鲁菌抗体。人也可被感染，但症状较轻。

5.混合型布鲁菌疫区

两种或两种以上布氏菌同时在一个疫区存在，这与羊、牛在一个牧场放牧或圈舍邻近有关。由于彼此接触密切，菌种可以发生转移，多见于羊种菌转移到牛，也有羊种菌转移到猪；猪种菌、牛种菌也可以转移到羊。混合型疫区流行特点取决于当地存在的主要菌种。

三、临床表现、诊断与治疗

（一）临床表现

布鲁菌病潜伏期一般为1～3周，平均2周，最短仅为3天，最长可达1年。临床症状主要表现为头痛、发热、多汗、骨关节和肌肉疼痛、四肢乏力，以及其他症状，如心悸、神经痛、食欲不振、腹泻、便秘等。发热多出现在午后或夜间，可见于各期病人，热型不一、变化多样，多数为低热和不规则热型，也有典型的波状热型。发热常伴发寒颤等症状。患者在高热时神志清醒，痛苦较少，但体温下降时自觉症状恶化，这种高热与病况相矛盾的现象为布病所特有；急性期患者出汗非常严重，体温下降时更为明显，可湿透衣物及被褥，使患者感到紧张和烦躁；骨关节和肌肉疼痛以大关节多见，常呈游走性疼痛。一些病例还可有脊柱骨关节受累，表现为疼痛、畸形和功能障碍等，有的慢性期患者，关节强直，活动受限；头痛为急性期的常见症状之一，慢性期患者在疲乏无力的同时，也常伴有头痛，个别头痛剧烈者常伴有脑膜刺激症状。当大脑皮层功能降低时，患者会出现反应迟钝、记忆力减退等症状。急性期患者可出现各种各样的充血性皮疹，多数患者淋巴结、肝、脾和睾丸肿大，少数患者可出现黄疸；慢性期患者多表现为骨关节系统损害。

布病临床分期分为四期，急性期、亚急性期、慢性期和残余期。急性期是指发病3个月以内，凡有高热和明显其他症状和体征（包括慢性期患者急性发作），并出现较高滴度的血清学阳性反应者；亚急性期是指发病在3～6个月，有低热和其他症状、体征，并出现血清学阳性反应或皮肤变态反应阳性者；慢性期是指发病在6个月以上，体温正常，有布病症状、体征，并出现血清学阳性反应或皮肤变态反应阳性者；残余期是指体温、症状、体征较固定或有功能障碍，往往因气候变化，劳累过度而加重者。

（二）诊断标准

由中华人民共和国国家卫生健康委员会发布、中国疾病预防控制中心传染病预防控制所等研究机构联合起草的卫生行业标准《布鲁氏菌病诊断》（WS 269—2019）于2019年7月1日实施，明确了关于布鲁菌病的诊断具备以下条件：①发病前患者与疑似布鲁菌感染的家畜、畜产品有密切接触史，或生食过牛、羊乳及肉制品，或生活在布鲁菌病疫区，或从事布鲁菌病培养、监测或布鲁菌疫苗生产、使用等工作；②出现持续数日乃至数周发热（包括低热）、多汗、乏力、肌肉和关节疼痛等。部分患者淋巴结、肝、脾和睾丸肿大，男性病例可伴有睾丸炎，女性病例可见卵巢炎。急性期患者可以出现各种各样的皮疹，一些患者可以出现黄疸；慢性期患者表现为骨关节系统损害。

（三）实验室检查

包括实验室初筛、血清学检查和细菌分离。

1. 初筛实验

（1）平板凝集试验（PAT）或虎红平板凝集试验（RBPT）结果为阳性或可疑；胶体金免疫层析实验（GICA）结果为阳性；酶联免疫吸附试验（ELISA）结果为阳性；布鲁菌培养物涂片革兰染色检出疑似布鲁菌。

（2）皮肤过敏试验后24 h、48 h分别观察1次，皮肤红肿浸润范围有一次在2.0 cm × 2.0 cm及以上（或4.0 cm² 以上）。

2. 血清学检查

（1）试管凝集试验（SAT）滴度为1∶100++及以上（或病程一年以上者SAT滴度为1∶50++及以上，或对半年内有布氏菌苗接种史者，SAT滴度虽达1∶100++及以上，过2～4周后应再检查，滴度升高4倍及以上）。

（2）补体结合试验（CFT）滴度1∶10++及以上。

（3）抗人免疫球蛋白试验（Coomb's）滴度1∶400++及以上。

3. 细菌分离

从患者血清、骨髓、其他体液及排泄物等任一种培养物中分离到布鲁菌。

（三）临床治疗

1. 抗菌疗法

适用于急性期或慢性活动期患者治疗。常用抗生素有四环素、链霉素、强力霉素、利福平等，一般 21 天为一疗程，间隔 5 ~ 7 天再治疗 1 ~ 2 个疗程。

2. 特异性脱敏疗法

适用于慢性期过敏症状较强者，常采用布氏菌苗、菌素等各类布氏菌抗原制剂。这种疗法反应较大，应慎重采用。

3. 中医中药疗法

适用对各期病人治疗，对慢性期病人尤为常用，依不同症状体征进行辨证施治。

除上述主要治疗方案外，还可依不同情况予以某些辅助疗法，如理化疗法、激素治疗、免疫调节剂治疗及外科疗法等。

四、布鲁菌病的预防

西藏地区的布病流行特点显著，为牧区牛羊和人的感染率高于半农半牧区，而半农半牧区感染率又高于农区；交通要道和公路沿线的感染率高于偏僻边远地区。在一项 2011—2013 年间对西藏阿里地区布鲁菌病的血清学调查分析中获知：纯牧业区和半农半牧区的血清学阳性率有显著差异（$P<0.05$）：隶属纯牧业区的措勤县和革吉县血清学阳性率分别为 3.31% 和 10.62%；而半农半牧区的日土、扎达、噶尔县阳性率分别为 1.04%、2.90% 和 2.94%。此外，牧畜的大流动可引起布病大流行，例如 1960 年那曲地区因牧畜迁移而引致布病爆发。传统畜牧业是地广人稀、经济较为落后的西藏地区的主要经济来源。然而，由于牧民普遍对布病认识不够深刻、防控意识不强，且当地政府用于预防和控制布病的经费不足，导致了布病在西藏地区的持续流行。数年来，布病严重困扰着西藏牧民，因而开展系统的流行病学和病原学研究、做出全

面的疫情分析判断等疾病干预措施刻不容缓。西藏自治区由于多方面原因，畜间很少进行检疫和免疫牲畜工作。再加上西藏地区人群布病防治知识缺乏，人畜混杂的居住环境和工作的常态化，导致当地人有与牲畜同处一屋檐下、吃生肉、喝生奶、与畜类亲密接触（如玩耍、喂养），甚至喜食用流产的羊胎等习惯。目前布病的传染源在畜间仍然存在，疫情存在随时会扩大、暴发的风险。受地理环境和经济因素等影响，布病的防控工作、牲畜检疫、免疫、淘汰扑杀难以实现，乳和肉等食品仍为人间布病流行的重要因素。

（一）疫情报告

1. 疫情发现和报告

人间疫情发现和报告按照《中华人民共和国传染病防治法》和《传染病疫情报告管理规范》，各级各类医疗机构、疾病预防控制机构、卫生检疫机构的医务人员发现疑似、临床诊断或实验室确诊的布病病例在诊断后 12 小时内填写报告卡进行网络直报。不具备网络直报条件的应在诊断后 12 小时内向相应单位送（寄）出传染病报告卡，县级疾病预防控制机构和具备条件的乡镇卫生院收到传染病报告卡后应立即进行网络直报。

2. 暴发疫情监测

（1）发现与报告 按照《中华人民共和国传染病防治法》和《传染病疫情报告管理规范》，各级各类医疗机构、疾病预防控制机构、卫生检验机构的医务人员发现暴发、流行疫情时，应当立即报告当地卫生行政部门且逐级上报疾病预防控制机构。当地卫生行政部门立即报告当地人民政府，同时逐级上报上级卫生行政部门。如果暴发疫情达到《全国突发公共卫生事件应急预案》规定的级别，则按相应要求同时报告。在调查处理过程中，要对疫情的发展和控制进程进行及时报告。暴发疫情处理结束后，要及时收集、整理、统计、分析调查资料，写出详细的报告，逐级上报上级疾病预防控制机构，在疫情控制工作结束后 7 天内报至中国疾病预防控制中心。报告主要内容包括疫情概况、流行基本特征、暴发原因、实验室检测结果和病原分型、控制措施和效果评估等。

（2）调查处理　处理暴发点的各项工作，应在当地政府的统一领导下进行。根据工作需要，可成立临时指挥机构，如指挥部或领导小组等，制定出具体计划，并组织有关部门和人员实施，畜牧兽医、卫生等部门应积极参加调查工作。

3.动物疫情的发现及处理

（1）疫情报告　任何单位和个人发现患有本病或者疑似本病的动物，都应当及时向当地动物防疫监督机构报告。当地动物防疫监督机构接到疫情报告后，按《动物疫情报告管理办法》及有关规定及时上报。

（2）疫情处理　发现疑似布病病畜后，畜主应立即将其隔离，并限制其移动。当地动物防疫监督机构要及时派专业人员到现场进行调查核实，包括流行病学调查、临床症状检查、病理解剖、采集病料、进行实验室诊断等，根据诊断结果作出相应防控措施。

（二）预防接种

保护易感人群及健康家畜,除注意防护外,重要措施是进行人畜菌苗免疫。对接触羊、牛、猪、犬等牲畜的饲养员，挤奶员、兽医、屠宰人员、皮毛加工员及炊事员等，均应进行预防接种。人用菌苗包括 19-BA 菌苗及 104M 菌苗二种，以后者效果稍好。但免疫期均为一年，需每年接种一次，而多次接种又可使人出现高度皮肤过敏甚至病理改变。另外，接种后产生的抗体与自然产生的抗体无法鉴别，给诊断带来困难。对健康畜行预防注射，菌苗有牛型 19 号菌苗及猪型 2 号菌苗。预防注射对孕畜可引起流产，故应在配种前进行。近年牧区试验的猪型 2 号苗饮水免疫、羊 5 号菌苗气雾免疫及对羔羊和犊牛口服免疫等都取得了很好效果，各地可因地制宜地采用。

（三）监测

布病的监测是为了及时掌握布病的流行动态，了解传染的来源，调查各方面的影响因素，考核防治效果，为制定防治措施提供依据。

1. 监测点的选定原则和布局

（1）根据全国布病疫情形势，在近年来有疫情暴发和流行的地区设立监测点。

（2）根据布病疫区类型和流行优势菌型的地理分布情况，在羊种菌疫区、羊牛种菌混合疫区及猪种菌疫区分别设监测点。

（3）在历史上布病疫情不清的省区设立监测点。

2. 监测内容和方法

2.1 监测范围、对象及数量

农区固定监测点选择 4 ～ 5 个乡（镇、场），牧区、半农半牧区固定监测点选择 3 个乡（镇、场）作为固定点连续监测 3 ～ 5 年。监测点其他乡（镇、场）作为非固定点，每年随机抽选 1/3 轮流开展监测工作；监测点内新出现人间或畜间疫情的乡镇自动增补为固定点，至少连续监测 3 年。监测对象主要是固定监测乡（镇、场）的 7 ～ 60 岁、与牲畜及畜产品有接触的重点人群，如兽医、饲养员、接羔员、育羔员和皮毛、乳肉加工人员以及与种畜和阳性畜有接触的人员等。其他非固定监测乡（镇、场）也要监测部分重点人员，以供疫情分析。农区、半农半牧区固定监测点首次摸底调查人数不少于 2 000 人，从第 2 年起不少于 1 000 人；牧区固定监测点首次调查人数应不少于 1 000 人，从第 2 年起不少于 500 人。每次检查尽可能包括当地各种职业重点人群。

2.2 一般情况调查

人口资料：监测点内人口资料和总劳动力数。按年龄别、性别分别统计（年龄分组 0 ～，10 ～，20 ～，30 ～，40 ～，50 ～，60 ～），此材料按当地最近一次人口普查资料填写。

自然地理、气象等资料及监测点性质气温：年平均气温、最高气温、最低气温、无霜期（月数）。

降水量：年降水量、月降水量。

土地种类：草场、荒地、耕地面积。

监测点性质：农区、牧区、半农半牧区。

畜牧业概况：家畜种类、饲养量、饲养方式、经营方式、配种方式、产羔期、流产物处理方式，畜舍设备及卫生状况，常见疾病，饮用水源与居民用水源的关系，水源污染情况。

其他：居民生活条件、卫生习惯，对布病防治知识了解程度，职业人群对布病的个人防护情况等。

2.3　本底调查

本底调查在开展监测工作的第一年进行。

病史追溯：最早发现布病的时间、地点、流行或暴发次数、范围、危害程度以及引起布病流行的社会因素和自然因素。

人间疫情：历年血清学检查阳性数、阳性率（感染率），发病数、发病率，患病人数、患病率，隐性感染数、隐性感染率，漏检漏报人数、漏报率，病原分离数及鉴定结果。

畜间疫情：历年羊、牛、猪、鹿血清学检查阳性数、阳性率、流产率、病原分离及菌种的种类、毒力鉴定结果和宿主动物种类等。

人和家畜布病防治情况：①免疫：开始免疫年份，历年免疫数及免疫率；免疫方法和途径；使用菌苗种类、用量；免疫后血清学阳转率等；②病畜处理：历年检出各类病畜数、捕杀数、隔离数；③患者治疗：采取治疗的方法和方式，治疗人数、疗效；布病防治开始时间，每个阶段采取了哪些措施。

2.4　人间疫情监测

各监测点除按全国常规疫情监测工作要求开展人间疫情监测工作外，应加强主动搜索，以便早期发现疫情。同时，对所报告病例应进行个案调查。

2.5　血清学监测

各固定监测点血清学检查人数第 1 年不少于 400 人，以后每年不少于 200 人。血清学检查人数分配比例应根据固定和非固定监测乡（镇、场）调查人数或疫情程度确定检查人数。除牲畜交易、屠宰和皮毛、乳、肉加工人员按如下规定数量采样检测外，其他职业人群采样数量由各地自行确定。

2.6 病原学监测

对急性期和慢性活动期患者要采血、尿、乳、关节液和滑囊液按规定做病原分离。病原分离数量应不少于急性期患者的 20% ~ 30%，如病例数较少应全部进行细菌学检查。

2.7 畜间疫情收集

各监测点疾控机构要主动与畜牧部门取得联系，掌握畜间布病疫情动态和防制情况，如购入牲畜数量、来源，检疫和免疫情况等。

（刘昆）

第四节　结核病

一、概述

结核病（Tuberculosis）是一种由结核分枝杆菌引起的以呼吸道传播为主的慢性传染病。结核病存在的历史久远，危害人类健康的历史已有数千年，科学研究发现，公元前 2400 年的埃及木乃伊的脊柱存在明显的结核病病变。在公元前 460 年古希腊的希波克拉底最早给出了有关结核病的描述，称结核病为"消耗病"或"痨病"（希腊名 Phthsis），这一名称直观地描述了结核病患者罹病后的消耗性症状和体征。1720 年，英国医生 Benjamin Marten 首次提出结核病可能是由肉眼看不到的小生物引起的，进而指出与结核病患者接触可能引起健康人患病。1865 年，法国军医 Villemin 证明了结核病能够从人传播给牛，从牛传播给兔。1882 年 Koch 在显微镜下发现了结核杆菌，进而证明结核病是由结核杆菌引起的，结核杆菌可以从肺结核患者传播给健康人。1921 年 Calmette 和 Guerin 培育出减毒的结核杆菌——卡介苗，可用于特异性免疫预防。结核病化疗方案也已从单一药物的长期治疗（2 年左右），发展到多种药物的联合治疗，并大幅度缩短了疗程，发展为当前的短程化疗（6 ~ 9个月）。目前，全球大多数结核病高负担国家和地区已采用了由 WHO 和国际防痨与肺部疾病联盟共同倡导的直接督导下的短程化疗（Directly Observed Treatment and Short-course chemotherapy，DOTS），使全球的结核病控制工作得到有效的进展。

西藏自治区由于特殊的气候和地理环境，结核病疫情具有独有的特征。据 1979 年和 1990 年结核病流行病学调查显示西藏自治区肺结核患病率从全国的第 2 位上升至第 1 位，涂阳患病率也居全国第 2 位，表明该区结核病疫情严重。据 2000 年全国结核病流行病学调查，西藏结核菌感染者超过 80 余万人，结核病患者 3.5 万人。结核病成为西藏农牧区流行最严重的传染病之一，同时也是牧民因病致贫的重要疾病之一。发病人群以藏族男性青壮年为主，可能与青壮年男性流动性大，劳动强度大，工作压力大，吸烟、饮酒的不良习惯有关。患者职业分布以农牧民为主，可能与农牧民群众的经济水平低，卫生保健意识差，营养缺乏，发现后很难及时就医和有效规范的治疗等因素有关。流动人口肺结核发病率远高于户籍人口，且延误就诊情况严重、规范治疗率低，可能由流动人口经济收入低、工作和生活条件差、健康意识不强等因素导致，同时，人员流动也将结核病疫情带到异地，造成新居住地疫情的高发。日喀则地区的疫情最为严重，其次为林芝、昌都、山南，患者主要集中在人口密度较大的东南部地区。

二、医学地理分布特点

（一）我国分布情况

中国是世界上仅次于印度的结核病高负担国家，结核病防治形势严峻。据估计，全国有 6 亿人感染结核分枝杆菌，占总人口的 44.5%。全国约有 451 万人患有活动性肺结核，其中涂阳肺结核患者 150 万；菌阳肺结核患者 196 万。每年死于结核病的人数达 13 万，结核病死亡占传染病死亡的 50%，位居传染病死亡第一或第二位。

新中国成立初期，我国城市的结核病患病率约为 3 500/100 000，农村约为 1 500/100 000，结核病死亡率高达 200/100 000，为居民主要死因之一。"十痨九死"，结核病因其高病死率而令人们谈"痨"色变。20 世纪 50 至

60 年代，通过卡介苗免疫接种和抗结核化疗，结核病的患病率和死亡率分别降至 2 000/100 000 和 40/100 000。1979 年第一次全国结核病流行率调查中，全国肺结核患病率为 717/100 000。1984—1985 年的第二次流调与 1979 年第一次流调相比，结核病患病率的年降幅为 4.5%，死亡率的年降幅为 8.1%。但由于我国人口基数大，增长快，实际发生的结核病病例数下降并不明显，结核病病例负担仍较大，结核病疫情下降缓慢。结核病已成为当前我国重要的公共卫生问题。全国 80% 的结核患者在农村。2010 年，农村的活动性和涂阳患病率为 569/100 000 和 78/100 000，近乎两倍于城市的 307/100 000 和 49/100 000，贫困农村地区结核病死亡率是经济发达城市的三倍多。我国的结核病病例男女性别比约为 2:1，15 岁以下男女性结核病患病率接近，15 岁以上男女之间差异随年龄的增长逐渐扩大，在 35 岁出现一个汇合点，男性 40 岁之后，结核病患病率上升加快，并在 75 岁达最高峰（825/100 000）；而女性到 80 岁时达最高峰（434/100 000）。在 1979 年和 1990 年全国流调时，曾对少数民族调查点进行分析，不同民族的患病水平有一定差异，其中维吾尔族发病率最高，两次调查分别为 184/100 000 和 274/100 000。2010 年 15 岁及以上人群活动性肺结核的患病率为 459/100 000。涂阳肺结核患病率为 66/100 000。与 2000 年相比，2010 年全国活动性、涂阳和菌阳肺结核患病率均呈下降趋势。2000—2010 年，与我国同属于"一带一路"沿线的亚洲国家（韩国、新加坡、哈萨克斯坦、以色列、亚美尼亚、格鲁吉亚），结核病死亡率均呈下降趋势。

我国结核病控制面临的一个严峻考验是耐多药结核病流行，目前，我国的部分地区已被 WHO 列入耐多药结核病热点地区。2000 年，第四次结核病流行病学调查对从 30 个省、自治区、直辖市的 256 个调查点的结核病人中分离获得的 466 株结核分枝杆菌进行了药物敏感性检测，结果发现，初始耐多药结核和获得性耐多药结核分别占了 7.6% 和 17.1%。

（二）西藏分布情况

2005 年西藏地区结核病患病率为 1 261/100 000，位居全国第一。自治区有结核菌感染者约 80 万人，全区肺结核病患者达 4 万人，其中具有传染性的患者约 1.6 万人，并呈逐年上升的趋势；90% 的患者生活在农牧区；70% 的患者为青壮年；全区每年约 360 人因结核病而死亡。一年四季均有病例发生，无明显发病高峰月。各年龄段均有病例发生，病例主要集中在 20 ～ 69 岁年龄段，占发病总数的 87.81%。男性远高于女性，男性发病率是女性的 1.8 倍。西藏肺结核发病职业构成以农民所占比例最高，为 81.80%，为该病重点防治人群。西藏地区医疗卫生条件相对落后、卫生资源分配不均衡等原因导致其肺结核报告发病率远高于全国平均水平。统计数据表明，2008—2017 年西藏自治区肺结核平均报告发病率为 105.70/100 000，标化报告发病率为 108.10/100 000，报告发病率位于前 3 位的地市分别为日喀则市、昌都市和林芝市，报告发病率分别为 139.63/100 000、136.02/100 000 和 132.65/100 000。那曲市肺结核报告发病率最低，为 54.34/100 000。从地理位置来看，2008—2017 年西藏肺结核报告发病率较高的地市处于西藏以南地区，以北位置的那曲市和阿里地区肺结核发病率则较低。结核病已成为导致自治区农牧民群众因病致贫、因病返贫的主要疾病之一，也是制约自治区农牧区经济和社会发展的重大疾病之一。西藏疫情如此严峻，与其独特的地理环境和社会经济密切相关。

（1）疫情与海拔高度的关系。西藏结核病感染率和患病率在海拔 4 000 m 以上地区最低，3 000 m 以下次之，3 000 ～ 4 000 m 处最高。但是，根据近年来西藏疾病预防控制中心的统计数据可以看出林芝地区虽然平均海拔在 3 000 m 以下，但是因为温暖的气候以及外来人口的进入给结核病的蔓延提供了温床，现在已经成为结核病防控的重点区域。同时不便的交通也使海拔较高地区结核病的预防和治疗成为难题。

（2）疫情与城市、城镇及交通沿线分布的关系。全国结核病流行病学抽样调查的结果表明，活动性肺结核、菌阳和涂阳结核的患病率均呈现农村高于城镇、城镇高于城市的态势。但在西藏，城市、城镇及交通沿线的人口密集处是结核病发病密集的地区。

（3）居住条件与患病的关系。藏族患者较多且具明显家族集聚性发病。西藏居民以藏族为主，接种卡介苗困难。同时，藏族群众从事畜牧业者较多，有生食牛、羊肉的习惯，而且卫生常识差，患者患病后因不能及时就诊和治疗成为新的传染源，此外，西藏城镇居民和农区农民的住房窗户设置少而且小，通风条件不良，加之冬天时间较长，缺乏户外活动，均为西藏结核病呈现家庭内传播特征的因素。

（4）低感染率与高患病率。1990年西藏0～14岁儿童的感染率为5.04%，低于全国水平的7.5%，而实际患病率却高达1 203/100 000，明显高于全国平均水平的523/100 000。由于低感染率加之计划免疫工作与内地存在一定差距（西藏0～14岁儿童卡痕率仅16.4%，为全国最低），导致大量易感者存在。人群普遍缺乏特异性免疫力是西藏出现低感染率和高患病率的主要因素。针对西藏地区低感染率高患病率的现象，通过对西藏部分地区进行结核病感染的流行病学调查，发现用结核菌素试验进行皮试的阳性率为15.24%，这一数据包括卡介苗接种阳转者和结核菌自然感染引起的阳性，远远低于其他地区。虽然西藏结核的感染率不高，但发病率却远远高于内地，这一现象有可能是由于西藏地区地处高原，空气稀薄，人体免疫力低下，所以卡介苗接种的阳转率低，而一旦感染结核分枝杆菌，又很容易发病。另外，西藏自然环境特殊，人群属于结核感染的"处女地"，一旦感染结核分枝杆菌，很容易发生结核病。

（5）疫情与季节的关系。结核病疫情的季节因素不明显，全年均可发病，西藏地区内肺结核患病类型主要以Ⅰ型和Ⅲ型结核为主。肺结核继发肺心病患者多而且病死率高，结核性脑膜炎多而且成人所占比例高。

三、临床表现、诊断与治疗

国家卫生行业标准《肺结核诊断标准》（WS 288—2017）由中国疾病预防控制中心、首都医科大学附属北京胸科医院、首都医科大学附属北京儿童医院、原中国人民解放军第三〇九医院联合起草，并于2018年5月1日起执行，对于肺结核相关临床症状和诊断做出了详细阐述。

1.临床症状和体征

1.1 症状

咳嗽、咳痰≥2周，或痰中带血，或咯血为肺结核可疑症状。

肺结核多数起病缓慢，部分患者可无明显症状，仅在胸部影像学检查时发现。随着病变进展，可出现咳嗽、咳痰、痰中带血或咯血等，部分患者可有反复发作的上呼吸道感染症状。肺结核还可出现全身症状，如盗汗、疲乏、间断或持续午后低热、食欲不振、体重减轻等，女性患者可伴有月经失调或闭经。少数患者起病急骤，有中、高度发热，部分伴有不同程度的呼吸困难。

病变发生在胸膜者可有刺激性咳嗽、胸痛和呼吸困难等症状。

病变发生在气管、支气管者多有刺激性咳嗽，持续时间较长，支气管淋巴瘘形成并破入支气管内或支气管狭窄者，可出现喘鸣或呼吸困难。

少数患者可伴有结核性超敏感症候群，包括结节性红斑、疱疹性结膜炎／角膜炎等。

儿童肺结核还可表现发育迟缓，儿童原发性肺结核可因气管或支气管旁淋巴结肿大压迫气管或支气管，或发生淋巴结－支气管瘘，常出现喘息症状。

当合并有肺外结核病时，可出现相应累及脏器的症状。

1.2　体征

早期肺部体征不明显，当病变累及范围较大时，局部叩诊呈浊音，听诊可闻及管状呼吸音，合并感染或合并支气管扩张时，可闻及湿性啰音。

病变累及气管、支气管，引起局部狭窄时，听诊可闻及固定、局限性的哮鸣音，当引起肺不张时，可表现气管向患侧移位，患侧胸廓塌陷、肋间隙变窄、叩诊为浊音或实音、听诊呼吸音减弱或消失。

病变累及胸膜时，早期于患侧可闻及胸膜摩擦音，随着胸腔积液的增加，患侧胸廓饱满，肋间隙增宽，气管向健侧移位，叩诊呈浊音至实音，听诊呼吸音减弱至消失。当积液减少或消失后，可出现胸膜增厚、粘连，气管向患侧移位，患侧胸廓可塌陷，肋间隙变窄、呼吸运动受限，叩诊为浊音，听诊呼吸音减弱。

原发性肺结核可伴有浅表淋巴结肿大，血行播散型肺结核可伴肝脾肿大、眼底脉络膜结节，儿童患者可伴皮肤粟粒疹。

2. 诊断

肺结核病的诊断主要依据痰涂片镜检和／或胸部 X 线摄片显示肺结核征

象。在有条件的地区，也可进行痰培养。目前，《中国结核病防治规划实施工作指南》中规定肺结核病的诊断要点为：①凡符合以下三项之一者为涂阳肺结核患者：a. 初诊肺结核患者，直接痰涂片镜检 2 次痰菌阳性；b. 1 次涂片阳性加 1 次培养阳性；c. 虽一次涂片阳性，但经病案讨论会或主管专业医师确认，胸片显示有活动性肺结核病变阴影。②涂阴肺结核患者：a. 初诊肺结核患者，直接痰涂片镜检 3 次痰菌阴性；b. X 线胸片显示与活动性肺结核病相符的病变；c. 具有咳嗽、咳痰、血痰或咯血、胸痛、胸闷气短、低烧等症状；d. 5 个单位结核菌素（PPD）试验阳性；e. 肺部病理标本（手术、纤维支气管镜检、肺穿刺等）经病理诊断为肺结核性病变。诊断涂阴肺结核病以 a、b 为主要指征，c、d 为参考指征。

3. 治疗

有效的抗结核药物和规范的督导化疗能使 90% 的患者获得治愈。积极发现和治愈传染性患者是目前阻断结核病传播、防止耐药结核病发生的最有效的方法。

3.1 结核病督导化疗的形成和发展

在化疗问世前，传染性结核患者中的 60% 以上在 5 年内死亡（1 年内死亡占其中的 40%），约 20% 的患者"自愈"，剩下约 20% 的患者成为慢性传染源。化疗问世后，在没有督导的情况下，实际治疗成功率只有 40% ～ 65%，病死率下降到约 10%，剩下约 30% ～ 40% 的患者成为慢性传染源；而有督导的化疗，可治愈 85% 以上的患者，只剩下低于 5% 的患者成为慢性传染源，因而可加速结核病疫情下降。

20 世纪 50 年代开始出现了肺结核的非住院治疗。为了保证患者不间断地服用抗结核药物，英国从 1970 年研究短程疗法。许多研究证实只有在较短期间（6 ～ 9 个月）内，医生督促患者服下每剂抗结核药物，才能达到满意的治疗效果。没有督导的患者自行服药，治愈率只有 30% ～ 40%，将会导致结核病控制工作的失败。因此，不住院患者化疗应当在医务人员督导下进行，为了保证督导的顺利进行，还应当以短程为主。

3.2 短程督导化疗的实施方法

实施短程督导化疗，要求患者在服用每剂药物时，必须在医务人员的直接面视下进行（送药到手，看药入口），因而必须简化治疗方法，缩短治疗期限，减少服药次数，目前的治疗有每日或隔日服药1次的全间歇化疗方法。

对涂阳新发结核病病例的治疗方案为持续2个月的强化期和持续4个月的继续期组成。强化期通常包含可以迅速杀灭结核杆菌的异烟肼（H）、利福平（R）、乙胺丁醇（E）、吡嗪酰胺（Z）和链霉素（S）。大多数涂阳结核患者在2个月内痰菌可以转阴。继续期药物可以清除残余的结核杆菌，并防止恶化与复发。

目前我国的结核病控制策略（DOTS strategy）对肺结核患者制定了统一的标准化疗方案。①初治涂阳方案：2H3R3Z3E3/4H3R3。强化期：异烟肼、利福平、吡嗪酰胺及乙胺丁醇隔日1次，共2个月，用药30次。继续期：异烟肼、利福平隔日1次，共4个月，用药60次。全疗程共计90次。如患者治疗到第二个月末痰菌检查仍为阳性，则应延长一个月的强化期治疗，继续期化疗方案不变。②复治涂阳方案：2H3R3Z3S3E3/6H3R3E3。强化期：异烟肼、利福平、吡嗪酰胺、链霉素和乙胺丁醇隔日1次，共2个月，用药30次。继续期：异烟肼、利福平和乙胺丁醇隔日1次，共6个月，用药90次。全疗程共计120次。

此外，也可采用每日化疗方案，详见相关专业书籍。

3.3 药物预防性治疗

（1）治疗目的。预防性治疗是感染后发病前的治疗，可以预防隐伏感染进展到临床疾病或出现严重并发症；预防感染的活化和既往结核病的复发。90%以上的新结核病患者来自已经感染结核杆菌者，预防性治疗可以阻止许多感染者发病。

（2）治疗对象。主要针对有发病危险因素的结核菌素试验阳性感染者进行治疗，包括HIV感染者、与新结核病患者密切接触者、胸片有既往结核征象者、新近阳转者，以及来自高流行区的移民等。

（3）治疗方案。主要用异烟肼治疗，方案视对象年龄和有无 HIV 感染等而定。

（4）应用问题。化学药物预防性治疗花费较大，很难在发展中国家推广；对结核杆菌感染者检出存在较大困难，很难确定治疗对象；单独用一种药容易诱导产生耐药性等。由于存在以上问题，药物预防性治疗仅在少数发达国家应用较多，而多数发展中国家应用很少。在治疗资源不足的情况下，可以优先考虑儿童。

四、结核病的预防

结核病是一种可治愈、可预防的疾病，我们需要正视当前全球结核病流行的严重状态，积极采取行动，在全球范围内有效控制结核病。WHO 提请各国政府制订和推行国家结核病控制规划（National Tuberculosis Control Program，NTP），特别强调控制措施的核心是推行现代 DOTS 策略，用以控制传染源。

（一）现代结核病控制策略

为了在全球有效地控制结核病流行，WHO 要求各国政府应用现代医疗卫生组织与技术制订和推行国家结核病控制规划，并强调国家结核病控制规划的核心是推行 DOTS 策略。DOTS 策略的基本要素包括 5 个方面：

（1）政府承诺控制结核病是各国政府的责任：政府应将结核病列为重点防治疾病，加强对结核病控制工作的领导和支持，要提供足够的人力和经费，以满足开展现代结核病控制策略的需要。

（2）以痰涂片检查为发现肺结核病患者的主要手段：主要是对有咳嗽、咳痰 3 周以上的肺结核可疑症状者，进行痰涂片检查。该方法简便易行，一旦发现抗酸杆菌就可以确诊传染性肺结核病。

（3）推行医护人员面视下的短程督导化疗：对涂片阳性的传染性肺结核患者应由国家提供免费抗结核药物，并实施在医护人员面视下的短程化疗。

（4）定期不间断地提供抗结核药物：国家对于抗结核药物实行有效的管理和供应，以保证患者的需要。

（5）监测系统：国家应建立和健全结核病患者的登记报告制度和评价监控系统，及时地反馈信息，指导和改进工作。

DOTS 策略的推行和实施，大幅度提高了患者的治愈率和发现率，同时可以防止耐多药菌株的产生。我国从 1992 年开始在 13 个省实施 DOTS 策略项目；到 2000 年，该项目共诊断了 180 万活动性肺结核患者，为 130 万涂阳肺结核患者提供了免费治疗，治愈率达到了 85% 以上，被 WHO 评价为"全世界最成功地实施 DOTS 策略项目的国家之一"。

（二）切断传播途径

对传染性结核患者应该加强结核病防治知识宣传教育，教育患者咳嗽、喷嚏或大笑时用手帕掩捂口鼻，与健康人谈话时应戴口罩。要加强室内通风，良好的通风是减少空气中结核菌的最有效措施之一。室内每小时与户外通风 6 次，可减少 99% 的微滴核（带结核菌的微细颗粒）。紫外线照射，具有高效杀灭空气微滴核中细菌的作用。太阳光是最便宜的紫外线来源，所以患者居室应有较大的窗户。为了防止院内感染，医务人员或家属等在与病人面对面接触时可戴口罩。只有紧贴口鼻的滤菌口罩（价格昂贵）才可以滤去 1 ~ 5 μm 的传染性微滴核，一般口罩无完全保护作用。

（三）新生儿卡介苗接种

卡介苗（Bacille Calmette Guerin，BCG）是法国巴斯德研究所医学家 Calmette 和兽医学家 Guerin 于 1907—1920 年培育出来的。卡介苗的接种对象为新生儿和婴儿，由于结核不存在母传被动免疫，因此，应尽早对新生儿进行接种，最迟在 1 岁以内。接种方法为在左上臂三角肌外下缘皮内注射 0.1 mL 卡介苗。如果疫苗质量好，操作技术正确，则接种后 2 ~ 3 个月结核菌素试验阳性率可达 90% 以上，一般可维持 5 ~ 10 年。迄今为止，卡介苗是被最广泛应用同时又是最有争议性的疫苗。每年全球大概有 100 万儿童接种卡介苗。大多数国家将卡介苗列入了国家免疫扩展计划，仅对新生儿或出生早期婴儿第一次到达公共卫生机构时接种一次卡介苗。卡介苗的保护效力指的是与未接种者相比，接种者发生感染（发病）危险性下降的百分比。卡介苗的接种效力变化范围极大（0 ～ 80%），尽管卡介苗是全球使用最广泛的疫苗之一，但针对成年人的预防效果尚不确定。大样本非随机化研究（病例对照和队列研究）提示卡介苗能够保护婴幼儿免于结核病的严重类型（如粟粒性肺结核和结核性脑膜炎），但对成年人的预防作用仍不确定。如果已经存在大量的感染者，而且新结核患者主要来自那些已经感染的人（内源性学说），则卡介苗接种的预防效果就不好。对于每年新感染率超过 1% 的流行区婴儿和儿童人群，或者暴露于传染源的高危儿童，如果结核菌素试验阴性，仍推荐接种卡介苗。这对减少儿童结核病的发病（尤其是严重类型）和死亡，仍具有重要意义。

目前，世界各国都在致力于研究新的结核病疫苗，但是，新疫苗的诞生还需假以时日。近期内，卡介苗免疫计划仍将是发展中国家的扩大免疫规划的重要部分，因此，有必要最大可能地发挥卡介苗免疫的效益，从而更好地保护儿童，使之免于严重类型的结核病。

（刘昆　邵中军）

第五节　乙型肝炎

一、概述

乙型病毒性肝炎（Viral Hepatitis B，简称"乙肝"），是由乙型肝炎病毒（Hepatitis B Virus，HBV）引起的、以肝脏炎性病变为主的传染病。乙肝呈世界范围流行，据 WHO 统计，2015 年全球共有 2.57 亿人感染 HBV，88.7 万因 HBV 感染导致死亡。中国是乙肝疾病高负担国家，据统计，全球约有 30% 的 HBV 感染者来自我国，随着 20 世纪 80 年代乙肝疫苗的应用，特别是 20 世纪 90 年代乙肝疫苗被纳入儿童计划免疫，我国乙肝的预防控制工作取得了举世瞩目的成绩。我国两次全国乙型肝炎血清流行病学调查表明，一般人群乙型肝炎病毒表面抗原（Hepatitis B Virus Surface Antigen，HBsAg）携带率已由 1992 年的 9.75% 降至 2006 年的 7.18%。但乙肝流行形势仍十分严峻，近年来在我国法定报告传染病中，乙肝报告发病率一直居于首位，根据 2014 年的乙肝血清流行病学调查结果，中国共有 8 600 万 HBV 感染者，每年在全国法定传染病报告系统（NNDRS）中报告的乙肝病例高达 100 万。乙肝给患者、家庭和社会带来沉重的经济负担，是我国当前和今后相当长时期内重要的公共卫生挑战之一。

二、医学地理分布特点

乙肝呈世界范围流行，但不同地区 HBV 感染的流行强度差异很大。据 WHO 报道，全球约 20 亿人曾感染过 HBV，其中 3.5 亿以上的人为慢性 HBV 感染者，每年有 50 万～70 万人死于乙型肝炎病毒感染。WHO 按人群 HBsAg 携带率 ≥ 8%、2%～8% 和 <2% 将全球划分为高、中、低 3 个流行区域，全球 45% 的 HBV 感染者生活在高度流行的地区（即流行率 ≥ 8% 的地区），包括东南亚、非洲大部分地区、大部分太平洋岛屿、中东部分地区和亚马孙河流域。大约 43% 的 HBV 感染者生活在中等流行地区（流行率 2%～8%），包括亚洲中南部和西南部、东欧和南欧、俄罗斯以及中美洲和南美洲。其余 12% 的感染者生活在低流行区（流行率 <2%），包括北美、西欧、澳大利亚和日本。

我国是 HBV 感染的中高流行区，2006 年全国乙型肝炎流行病学调查结果表明，我国 1～59 岁一般人群 HBsAg 携带率为 7.18%，5 岁以下儿童的 HBsAg 携带率为 0.96%；城市、农村人群 HBsAg 携带率差异不显著，西部地区人群 HBsAg 携带率高于东部地区。据此推算，我国现有的慢性 HBV 感染者约 9 300 万人，其中慢性乙型肝炎患者约 2 000 万例。2013—2020 年 NNDRS 报告乙肝患者 27 013 例，其中急性乙肝病例 4 070 例，慢性乙肝病例 21 971 例，未分类乙肝病例 972 例。

西藏地区由于特殊的地理环境和民族政策，乙肝的流行特征呈现独有的特征。整个青藏高原是我国乙肝病毒感染的重灾区，感染率高达 13.23%，几乎是我国平均水平的 2 倍；母婴垂直传播感染占有很大的比例；报告发病率总体呈上升趋势。

1.传染源

包括急性、慢性感染患者和病毒携带者，其中以慢性感染者和病毒携带者最为重要。HBV 在肝细胞内复制后释放至血液循环，因此在乙肝患者或 HBV 携带者的血液、精液、阴道分泌物等体液中均含有病毒颗粒，具有传染性。

2.传播途径

HBV 主要经血和血制品、母婴、破损的皮肤和黏膜及性接触传播。围产期传播是母婴传播的主要方式，多为在分娩时接触 HBV 阳性母亲的血液和体液传播。经皮肤黏膜传播主要发生于不安全注射（使用未经消毒或不合格消毒的注射或穿刺器具、重复使用一次性注射器、没有严格执行无菌操作的规定、连续注射时共用针头或换针头不换针管、操作技术不正确、注射的废弃物处理不当等）、侵入性诊疗操作和手术，以及静脉内滥用毒品等。其他如修足、文身、扎耳环孔、医务人员工作中的意外暴露、共用剃须刀和牙刷等也可传播。与 HBV 阳性者性接触，特别是有多个性伴侣者，感染 HBV 的危险性明显增高。

乙肝的母婴传播包括宫内传播、围生期传播和产后 HBV 传播。日常工作或生活接触，如同一办公室工作、握手、拥抱、同住一宿舍、同一餐厅用餐和共用厕所等无血液暴露的接触，一般不会传染 HBV。经吸血昆虫（蚊、臭虫等）传播未被证实。

3.易感人群

未获得有效免疫的人群对 HBV 都具有易感性。HBV 感染后个体反应的差异显著，这种差异主要与感染者的年龄、性别、文化素质、机体免疫功能和营养状况有关，还与感染者所属地区的气候、卫生状况等有关。

三、临床表现、诊断与治疗

（一）临床表现

1.急性乙型肝炎

急性乙型肝炎可分为急性黄疸型和急性无黄疸型。急性黄疸型可有较典型的临床表现，如低热、乏力、食欲减退、恶心、呕吐、厌油、腹胀、肝区疼痛、尿色加深如浓茶样等，部分患者可出现大便颜色变浅、皮肤瘙痒、肝区压痛及叩痛等；急性无黄疸型临床特征与急性黄疸型相似，但不出现黄疸，症状和病情较轻，不易被早期诊断。急性乙型肝炎患者多表现为急性无黄疸型。

2. 慢性乙型肝炎

既往有乙型肝炎病史或 HBsAg 阳性超过 6 个月，现 HBsAg 和（或）HBV DNA 仍为阳性者，可诊断为慢性 HBV 感染。根据病情轻重不同，可表现为食欲减退、恶心、呕吐、腹胀、肝区疼痛、全身乏力和黄疸等，可有肝脏及脾脏肿大，并可有肝病面容、肝掌和蜘蛛痣。

3. 重型肝炎（肝衰竭）

重型肝炎患者出现极度乏力，严重消化道症状、神经症状、精神症状（嗜睡、性格改变、烦躁不安、昏迷等）。

4. 淤胆型肝炎

淤胆型肝炎是以肝内淤胆为主要表现的一种特殊临床类型，又称为毛细胆管炎型肝炎。可出现皮肤瘙痒、大便颜色变浅、肝大等。

5. 乙型肝炎肝硬化

乙型肝炎肝硬化分为活动性肝硬化和静止性肝硬化，活动性肝硬化有慢性肝炎活动的表现，乏力及消化道症状明显，黄疸，并伴有腹壁、食管静脉曲张，腹水，肝缩小、质地变硬，脾进行性增大，门静脉、脾静脉增宽等门脉高压征表现；静止性肝硬化无肝炎活动的表现，症状轻或非特异，可有上述体征。

（二）实验室检查

1. 血常规检查

急性乙型病毒性肝炎初期白细胞总数正常或略高，黄疸期白细胞总数正常或略低，淋巴细胞相对增多，并偶可见异型淋巴细胞；重型肝炎时可出现白细胞升高，而红细胞和血红蛋白下降；乙型肝炎肝硬化伴脾功能亢进者则可出现血小板、红细胞和白细胞均减少，即"三少"现象。

2. 尿常规检查

急性黄疸型肝炎、慢性肝炎和重型肝炎时可出现尿胆红素阳性，尿胆原和尿胆素增多；淤胆型肝炎时则以尿胆红素阳性为主，而尿胆原和尿胆素减少或消失。

3. 肝功能检查

乙型病毒性肝炎时，血清酶如谷氨酸转氨酶（ALT）和天门冬氨酸转氨酶（AST）、血清胆红素、血清蛋白等均出现不同程度的异常。

4. HBV 血清学标志物检查

血清 HBV 标记物检测作为 HBV 诊断依据，主要包括 HBsAg 和抗 -HBs、抗 -HBc、HBeAg 和抗 -HBe。

5. HBV DNA 定性和定量

反映病毒复制情况水平，主要用于慢性 HBV 感染的诊断，血清 HBV 及其水平的监测，以及考核抗病毒治疗效果。

（三）临床治疗

乙型病毒性肝炎的治疗原则均应以充足的休息和营养为主，适当的药物为辅，同时避免饮酒、过劳及损害肝脏药物的使用。

1. 急性乙型病毒性肝炎

其一般为自限性疾病，多可完全康复。应以一般治疗和对症治疗为主，主要采取卧床休息，适当饮食，适当补充维生素和一般保肝药物治疗等，除重症和急性肝衰竭外一般不进行抗病毒治疗。

2. 慢性乙型病毒性肝炎

应以抗病毒治疗为主，结合免疫调节、消炎保肝、抗纤维化等综合治疗，主要包括适当休息和补充营养，心理辅导，改善和恢复肝功能，调节机体免疫，抗病毒，抗纤维化等治疗，以最大限度、长期抑制或消除 HBV，减少肝细胞炎症、坏死和纤维化，延缓和阻止疾病发展，减少和防止肝脏失代偿、肝硬化和肝细胞癌的发生，改善生活质量和延长生存时间。

2.1　一般治疗

适当休息：症状明显或病情较重者应卧床休息，病情较轻者以活动后不觉疲乏为度。

合理饮食：适当食用高蛋白、高热量、高维生素的易消化食物，以利于肝脏修复。但要避免过度高营养，以防止脂肪肝的发生；避免饮酒。

心理辅导：及时辅以心理辅导，使患者有正确的疾病观，对肝炎治疗有耐心、有信心。

2.2　药物治疗

改善和恢复肝功能主要采用非特异性保肝药、降酶药和退黄药物；免疫调节应用胸腺肽或胸腺素、转移因子、特异性免疫核糖核酸等；抗肝纤维化治疗药物包括丹参、冬虫夏草、核仁提取物、干扰素 γ 等；抗病毒治疗主要应用干扰素 α（IFN-α）、核苷类似物如拉米夫定、阿德福韦酯和替比夫定等。

四、乙肝的预防

原卫生部《2006—2010 年全国乙型病毒性肝炎防治规划》明确提出，采取免疫预防为主、防治兼顾的综合措施，优先保护新生儿和重点人群，有效遏制乙肝的高流行状态。

（一）强化乙肝疫苗预防接种

1.认真落实儿童乙肝疫苗免疫规划

对儿童进行乙肝疫苗免疫是国家控制重大传染病乙肝的主要策略。要严格按照"谁接生谁负责接种第一针"的原则和乙肝疫苗免疫程序要求，确保新生儿及时接种乙肝疫苗；要认真落实儿童预防接种证制度，落实儿童入学、入托时查验预防接种证制度，对未接种或未全程接种乙肝疫苗的儿童，要及时补种。

2.有计划有步骤地开展新生儿以外人群乙肝疫苗预防接种

在自愿的前提下，提倡免疫规划儿童以外人群，尤其是重点人群、高危人群接种乙肝疫苗；开展 15 岁以下人群乙肝疫苗查漏补种工作，对未接种或未完成 3 针次乙肝疫苗全程接种的儿童进行接种。

（二）切断传播途径，控制乙肝病毒传播

1. 采取严格措施，杜绝乙肝病毒经血传播

严格执行《中华人民共和国传染病防治法》和《中华人民共和国献血法》等有关法律法规的要求，加强对采供血机构和血液制品生产单位的监督和治理；严格按照《医疗废物管理条例》《医疗卫生机构医疗废物管理办法》及有关消毒工作技术规范的规定和要求，严格做好消毒和回收处理工作；大力推广安全注射（包括针灸的针具），要求医疗和预防性注射必须使用一次性注射器具，有条件的地区可逐步推广使用具有安全、自毁性能的注射器具；加强对医疗卫生人员的职业安全防护工作，采取有效措施，预防医疗卫生人员因职业暴露而可能发生的感染；加强对理发、美容、修脚等有可能发生经血传播乙肝的公共场所的消毒管理。

2. 阻断母婴传播

在婚前保健、孕前保健、孕产期保健、儿童保健、计划生育等服务领域，开展预防乙肝母婴传播综合干预服务，早发现、早干预、早随访。常规筛查孕产妇乙肝病毒感染状况，为孕产妇进行乙肝病毒表面抗原检测，有条件的机构要为检测结果阳性者提供乙肝病毒病原体血清学（乙肝两对半）检测。对乙肝表面抗原阳性的孕产妇应当详细了解其肝炎病史及治疗情况，密切监测肝脏功能，给予科学的营养支持和指导；避免羊膜腔穿刺，并缩短分娩时间，保证胎盘的完整性，尽量减少新生儿暴露于母血的机会。对乙肝表面抗原阳性孕产妇所生新生儿，在出生后 24 小时内注射乙肝免疫球蛋白（100 国际单位），并按照国家免疫规划要求，完成 24 小时内及 1 月龄和 6 月龄儿童的三次乙肝疫苗接种。

3. 阻断性传播

鼓励群众婚前进行乙肝表面抗原检查，对乙肝表面抗原阳性者的配偶接种乙肝疫苗或使用安全套，避免夫妻间传播；结合艾滋病等经血传播疾病的防治干预活动，对乙肝表面抗原阳性者的性伴侣积极推广安全套的使用，避

免性传播。

（三）管理传染源

1. 乙肝患者管理

确诊乙肝病例后，应立即报告，并采取隔离措施，同时做好 HBV 污染物品的消毒工作。

2. HBsAg 携带者管理

对 HBsAg 携带者，除不能捐献血液、组织器官及从事国家明文规定的职业或工种（如直接接触入口食品和保育工作等）外，可照常工作和学习，但应定期进行医学随访；加强对 HBsAg 携带者的健康教育，要求携带者注意个人卫生、经期卫生，防止自身血液、分泌物和所用物品传播乙肝病毒。

（四）加强宣传教育，增强全民乙肝防治意识

乙肝防治知识的宣传和普及作为科普知识宣传的重要内容，纳入健康教育规划。坚持全民健康教育与重点人群教育相结合，有计划和针对性地通过多种形式开展经常性的宣传工作。向群众宣传乙肝的危害和防治方法，让群众了解乙肝传播的途径与正确的预防方法，增强自我防护意识。

（刘昆　邵中军）

·第五章 西藏生物地球化学性疾病·

第一节 西藏生物地球化学性疾病概述

一、生物地球化学性疾病的概念和分类

（一）生物地球化学性疾病的概念

生物地球化学性疾病（Biogeochemical Disease）也称地方病 (Endemics)，是指由于地球地壳表面化学元素分布不均匀，使某些地区的水和（或）土壤中某些元素过多或过少，而引起的某些特异性疾病。常见的地方病有碘缺乏病、地方性氟中毒、地方性砷中毒、克山病、大骨节病等。

（二）生物地球化学性疾病的分类

生物地球化学性疾病按病因可分为地球化学性疾病和自然疫源性疾病。

地球化学性疾病是因当地水或土壤中某种（些）元素或化合物过多、不足或比例失常，再通过食物和饮水作用于人体所产生的疾病。主要包括：元素缺乏性疾病如地方性甲状腺肿(Endemic Goiter, End.G)、地方性克汀病(Endemic Cretinism)；元素中毒性疾病如地方性氟中毒（ Endemic Fluorosis ）、地方性砷中毒（ Endemic Arsenic Poisoning ）、地方性硒中毒（ Endemic Selenium

Poisoning）等。

自然疫源性疾病主要由生物源性导致，病因为微生物和寄生虫，是一类传染性的地方病，包括鼠疫、布鲁菌病、血吸虫病、包虫病、乙型脑炎、森林脑炎、流行性出血热、钩端螺旋体病、疟疾、黑热病等。

还有一些病因未完全明确的地方病，如克山病、大骨节病等。

二、西藏主要的生物地球化学性疾病

喜马拉雅山谷被认为是世界上最严重的碘缺乏病地区之一。西藏是我国病情最严重的碘缺乏病病区、大骨节病病区和饮茶型氟中毒病区之一，同时也是鼠疫、布鲁菌病、包虫病等高发地区，严重影响当地群众身体健康。因此了解西藏主要生物地球化学性疾病的类型、特点对于防治生物地球化学性疾病具有重要的意义。

（陈兴书）

第二节 碘缺乏病

一、概述

碘缺乏病（Iodine Deficiency Disorders，IDD）是指由于自然环境碘缺乏造成机体碘摄入不足而引起的一系列病症，它主要包括地方性甲状腺肿、地方性克汀病、地方性亚临床克汀病等。碘缺乏病主要是由于机体缺乏碘所导致。碘是人体不可缺少的一种微量元素，是合成甲状腺激素的原料，需从外环境中摄入。人体碘的摄入主要来自食物和水，当外环境中缺碘时，人体摄入量不足将导致缺碘。

二、医学地理分布特点

碘缺乏病是一种世界性的地方病，受碘缺乏威胁的人口达 22 亿，是世界上分布最广、受威胁人口最多的一种疾病，全球碘缺乏的地区主要分布在亚洲

的喜马拉雅山区、欧洲的阿尔卑斯山区和比利牛斯山区、南美的安第斯山区、非洲的刚果河流域、大洋洲的巴布亚新几内亚、北美洲的五大湖盆地等。我国是世界上碘缺乏病分布广泛、病情严重的国家之一，在全面实施食盐加碘为主的综合预防措施前，除上海市外，全国各个省、市区和新疆生产建设兵团都有碘缺乏病流行。高原地区沿喜马拉雅山脉分布，是我国最严重的碘缺乏病病区之一。

（一）地区分布

碘缺乏病的分布具有明显的地区性，主要流行在山区、半山区、丘陵、河谷地带以及河流冲刷地区等，这些地区缺碘较严重。我国的碘缺乏病病区主要分布在东北的三江平原、大小兴安岭、长白山；华北的燕山、大青山、太行山、吕梁山；西北的秦岭、六盘山、祁连山、天山南北、青海东北部以及塔里木盆地周围；西南的大巴山、大小凉山、云贵高原、喜马拉雅山；中南的伏牛山、大别山、仙霞岭、武夷山和沂蒙山等地带。

（二）人群分布

在碘缺乏病病区，任何年龄的人都可能发病。0～2岁婴幼儿、儿童属于地方性克汀病高危人群，要注意婴幼儿和孕妇及哺乳期妇女补碘。地方性甲状腺肿一般在青春期开始发病，随着年龄的增长患病率增加，中年以后减少，重病区发病年龄提前；10岁之前地方性甲状腺肿无性别差异，从青春期开始女性发病早于并多于男性，但重病区男女患病率差别减少。

（三）病情现状

我国先后于1995年、1997年、1999年、2002年、2005年、2011年、2016年分别开展了七次全国性的碘缺乏病监测工作。自1995年到2016年，加碘盐覆盖率依次为80.2%、90.2%、93.9%、95.2%、94.9%、98.0%、98.7%；合格碘盐食用率依次为39.9%、69.0%、80.6%、88.8%、90.2%、95.3%、96.8%；8～10岁儿童触诊法甲状腺肿发病率依次为20.4%、10.9%、8.8%、5.8%、5.0%、2.4%（除2011年采用B超法）。监测表明，我国以食盐加碘为主的碘缺乏病综合防治措施成效显著，在国家水平上处于消除碘缺乏病状态。但是2011年监测显示重庆、四川、福建、河南、浙江等 20 个省市有 103 个调查点甲状腺肿发病率超过 5%；江苏、安徽、江西和贵州的儿童尿碘水平偏高；天津、上海、福建、广东、广西和西藏孕妇尿碘水平偏低。调查结果显示需进一步制订科学补碘策略。

三、影响碘缺乏病流行的地理因素

（一）自然地理因素

山越高、沟越深、地势越陡的地区，以及雨量集中、雨水侵蚀严重、地下水位高或缺少植被的地区，缺碘较严重，因此碘缺乏病流行较重。总的规律是发病率山区高于丘陵，丘陵高于平原，平原高于沿海；内陆高于沿海；河流上游高于下游；农业地区高于牧区。

（二）地质条件

土壤中碘含量和当地岩石与土壤的性质有一定的关系。碘缺乏病病区常见于以白垩土、沙土、灰化土为土壤主要成分的地带，这种土壤因含碘少，空隙大，碘易随水土流失；在以黑土、红色土及含大量胶体颗粒和有机物的栗色土壤为主要成分的地带，碘缺乏病较少发生；泥炭土中含碘虽多，但碘和土壤牢固地结合在一起，植物不能吸收，因而这些地带也流行碘缺乏病。

（三）其他影响因素

缺碘是碘缺乏病发生的主要原因。此外，致甲状腺肿物质、环境污染、营养因素、遗传因素等可影响碘缺乏病的发展及严重程度。

1.致甲状腺肿物质

这类物质能够阻断或者干扰甲状腺激素的合成，或者增加肾脏对碘化物的排出而引起甲状腺肿，这类物质通常来源于食物、饮水和药物。环境中广泛存在致甲状腺肿物质，但是摄入量远低于诱发甲状腺肿的水平，只有在某些地区由于地理环境、地质特异和居民饮食习惯等综合因素作用下才导致甲状腺肿的发生。

2. 营养因素

碘缺乏病是由于体内缺乏碘元素造成的，碘在被人体摄入过程中还需要其他蛋白质等的参与，因此其他营养物质如蛋白质、维生素不足可加重碘缺乏病的病情。另外由于碘与其他微量元素之间还存在相互竞争或补偿作用，其他元素的缺乏也可加重碘缺乏病的病情。

3. 环境污染

很多工业毒物可影响甲状腺的功能，如重金属物质铀、铅、汞、铬、锰、铜、锌、铁等，也包括有机含氯农药、硝酸盐等。

4. 遗传因素

遗传因素可能对地方性克汀病的发病有一定作用，胎儿在碘缺乏或甲状腺激素不足的情况下容易发生克汀病，有一定遗传倾向。

5. 经济、文化、社会、政治条件

碘缺乏病主要发生在偏僻山区和农村，交通不便，经济落后，食用当地自产作物，越贫穷家庭越容易发病。一旦交通条件、物质交流、生活水平改善，病情会逐渐缓解。

四、地方性甲状腺肿

地方性甲状腺肿是一种主要由地区性环境缺碘而引起的地方病，是碘缺乏病的主要表现形式之一，其主要体征是甲状腺肿大。

（一）地理分布

东南亚的地方性甲状腺肿以喜马拉雅山区为代表，喜马拉雅山谷被认为是世界上最严重的地方性甲状腺肿地区之一。在阿富汗，有 7 万人住在兴都库什山的北坡和奥克萨河岸，其地方性甲状腺肿的患病率为 10% ~ 60%。从阿富汗沿着喜马拉雅山的南坡有一个地方性甲状腺肿长带区伸展到巴基斯坦，再到印度，长达 1 500 km。除次大陆的几个分散地区有地方性甲状腺肿外，在这个庞大的地带中有居民近 4 千万，其中 9 百万人被认为已患上地方性甲状腺肿。从地区分布看，山区多于平原，内陆多于沿海，乡村多于城市，农区多于牧区。

而地方性甲状腺肿病的严重病区，几乎都在偏远、经济不发达和生活水平低下的地区。

（二）发病病因

缺碘是地方性甲状腺肿发生的基本原因，在人体的碘吸收和代谢过程中凡能增加碘需要量或减少碘摄取、吸收、利用量等都可考虑是地方性甲状腺肿的发生原因。目前认为环境缺碘和致甲状腺肿类物质是地方性甲状腺肿的两大致病因子。

1. 环境缺碘

碘是人体必需的微量元素，人体内约含碘 30 mg，其中 1/3 以上以甲状腺激素的形式存在于体内。每一分子的甲状腺激素内，有 4 个或 3 个碘原子，甲状腺不能在缺碘的条件下合成甲状腺激素，当然也就没有生理效应。所以现在认为碘缺乏是地方性甲状腺肿的基本原因，主要论据是：①绝大多数地方性甲状腺肿地区的土壤、饮水和食物中是缺碘的；②当用碘盐或碘油补给碘时，甲状腺肿流行受控制；③单纯的缺碘饮食可引起实验动物的甲状腺肿，而且在人和动物患甲状腺肿的地方病区重叠的。

生活在缺碘地区的人群，由于食用外来的含碘丰富的食盐或其他食品，或施用富碘的肥料（智利硝石）也可无地方性甲状腺肿的流行。但一旦这些富碘的食物或肥料停止供应后，很快就发生地方性甲状腺肿的流行。

2. 致甲状腺肿物质

虽然缺碘学说得到碘代谢研究和防治实践的充分肯定，但也有若干事实不能完全用碘缺乏来进行解释。碘缺乏是地方性甲状腺肿的基本因素，但不是唯一的致病原因。致甲状腺肿物质也是导致地方性甲状腺肿流行的重要原因之一。

文献报道，十字花科植物、芸薹属植物、木薯、核桃仁、大豆以及洋葱、大蒜等含有诱发甲状腺肿的物质。这些物质的致甲状腺肿作用，可能和它们所含的硫葡萄糖配糖体有关系。硫葡萄糖配糖体也称甲状腺肿元素，现在已从 300 多种芸薹属植物中，查出 50 多种含硫葡萄糖配糖体。这种物质须在特异酶的作用下，水解为硫氰酸盐或异硫氰酸盐后才有致甲状腺肿作用。水解酶存在于蔬菜中，它不耐热，在烹调过程中可遭破坏，因而使硫葡萄糖配糖体失去致甲状腺肿作用。但在人和某些动物（奶牛）的胃肠道中，硫葡萄糖配糖体也可水解为硫氰酸盐和异硫氰酸盐。在饮水方面，曾有一系列因饮用硬度高的水，含氟化物、硫化物高的水，含硫的不饱和碳氢化物的水以及受微生物和化学物质污染的水而诱发甲状腺肿的报道。土壤、食物中锰含量高，将导致地方性甲状腺肿的流行。锌、铜与甲状腺肿的关系已引起人们的注意，锂是强有力的致甲状腺肿物质。很多化学制剂及某些抗生素也有致甲状腺肿的作用。但大多数致甲状腺肿物质在地方性甲状腺肿病因中只起辅助作用，很少有某一种致甲状腺肿物质单独地引起地方性甲状腺肿的流行。

值得重视的是碘对甲状腺肿的两重性，即缺碘是地方性甲状腺肿的基本原因，然而长期摄入过多的碘也可造成地方性甲状腺肿。日本北海道海滨的渔民，由于食用富碘的海藻；我国渤海湾的渔民，由于饮用高碘的深井水，曾造成地方性甲状腺肿的流行。现在认为碘的安全摄入量为 $50 \sim 1\,000\,\mu g/d$。

五、地方性克汀病

地方性克汀病是一种由于地区性环境缺碘而引起的以脑发育障碍和体格发育落后为主要特征的地方病，是碘缺乏对人类危害最严重的疾病之一。患者常具有一定程度的智力障碍、聋哑、神经运动功能障碍、体格发育落后等，可概括为"呆、小、聋、哑、瘫"。地方性亚临床克汀病是一种由于地区性环境缺碘引起的极轻型克汀病，没有地方性克汀病患者的典型表现，以轻度智力落后为主要临床表现。

六、医学地理与碘缺乏病的预防

补碘是防治碘缺乏病的根本措施。补碘应遵循长期性和日常性原则。①长期性：由于外环境缺碘，碘又是人体不可缺少的微量元素，需要长期适量补碘。②日常性：人体的碘储备能力十分有限，多余的碘不能储存，通过尿液排出体外。因此，一旦停补，碘缺乏病就会反弹。

1. 碘盐

碘盐是把微量碘化物（碘化钾、碘酸钾或／和海藻碘）与食盐混合后供使用的盐，是补碘的最好载体。通过吃碘盐，能保证补碘的生活化，适量化及持久化，因此食盐加碘是消除碘缺乏病最根本、安全、经济、简便的措施。成人每日碘需要量为150μg，安全范围50～1 000μg/d。我国《食用盐碘含量》（GB 26878—2011）规定，在食用盐中加入碘强化剂后，食用盐产品（碘盐）中碘含量的平均水平（以碘元素计）为20～30 mg/kg。食用盐碘含量的允许波动范围为规定的食用盐碘含量平均水平±30%。各省、自治区、直辖市人民政府卫生行政部门在规定的范围内，根据当地人群实际碘营养水平，选择适合本地情况的食用盐碘含量平均水平。

2. 碘油

碘油是用植物油与碘化氢加成反应而制得的一种有机碘化物，其主要成分是碘化甘油酯。对交通不便、居民居住分散、非碘盐冲击严重，而且食盐加碘防治措施尚未得到或难以有效实施的地区，可采用碘油作为替代或辅助措施，但应用的主要对象是新婚育龄妇女、孕妇、哺乳期妇女、婴幼儿和儿童。尽管碘油可以防治碘缺乏病，但不能完全替代碘盐，及时推广食用碘盐才是最有效的措施。

3. 其他预防方法

患者还可使用碘化钾、碘化饮水、碘茶、碘化食品和调味品以及海产品等含碘丰富的食品来补碘，但均不如碘盐补碘方便，只能作为过渡或应急使用。

4. 碘预防的副作用

碘是合成甲状腺激素的重要原料，碘摄入量过高同样会导致甲状腺疾病，碘预防的副作用主要表现为碘致甲状腺功能亢进症、碘致甲状腺肿、碘中毒和碘油丸油脂酸败中毒等。世界卫生组织认为尿碘中位数100～199μg/L为适量碘摄入；200～300μg/L为超足量碘摄入；>300μg/L为碘过量。而我国2011年全国碘缺乏病病情监测结果显示江苏、安徽、江西和贵州四省儿童尿碘水平偏高（尿碘中位数在300 μg/L以上），在这些地区，要注意调整碘盐中的加碘量或碘盐的使用量，防止补碘过量。

七、医学地理与高碘地方性甲状腺肿的预防

高碘地方甲状腺肿的防治原则应限制高碘的摄入量，并根据病因来源采取相应的措施。

1. 限制高碘食物的摄入量

对食物性高碘地方甲状腺肿病应限制高碘食物的摄入量。对日本北海道利尻地区的多次调查中发现甲状腺肿患病率明显下降，与下列因素有关：当地公共卫生中心建议限制海藻的摄入；提高昆布市场价格；普及使用化学制剂单钠谷氨酸盐或双钠肌酸盐作为调味。通过以上事实进一步证实了高碘地方甲状腺肿的病因，同时也为食物性高碘地方甲状腺肿病的防治开辟了新途径。

2. 采用适当的饮用水源

对水源性高碘地方甲状腺肿病的防治可通过改水源和降碘等手段进行。在病区寻找适宜的饮用水源（水碘在 $10 \sim 125 \mu g/L$），结合当地水利建设进行改水，可引河水或打浅井水作为饮用水源。利用电渗析降碘也有一定效果，电渗析降碘适用于高碘病区的机关、学校及有条件的村庄。

（陈兴书）

第三节　大骨节病

一、概述

大骨节病（Kaschin-Beck Disease，KBD）为儿童和少年发生的地方性、多发性、变形性骨关节病。其原发病变主要是骨发育期骺软骨、骺板软骨和关节软骨的多发对称性变性、坏死，以及继发性退行性骨关节病。临床上表现为四肢关节疼痛、增粗、变形、活动受限，肌肉萎缩，严重者出现短指、短肢甚至矮小畸形，终身残疾。

二、医学地理分布特点

（一）地域分布

大骨节病在我国主要分布于黑龙江、吉林、辽宁、内蒙古自治区、河北、河南、山东、山西、陕西、甘肃、青海、四川、西藏等省或自治区。我国大骨节病从大小兴安岭起，经长白山、内蒙古高原东部、鲁中山地、黄土高原、秦岭、青藏高原东部，呈东北—川藏带状分布，病区呈片状或灶状分布。西藏地外环境处于低硒水平，病区人群处于低硒营养状态，是我国大骨节病较严重、较活跃的病区之一，病区范围广大、病情重，活跃程度已超过青海等地，居全国之首。大骨节病的肆虐已成为整个自治区经济发展的严重阻碍，病区主要集中在海拔 2 000 ～ 5 000 m 从事农耕的沟谷地带，牧区无大骨节病，部分半农半牧区有大骨节病；且病情随海拔的升高而严重；西藏大骨节病最早于 1965 年有报道，以藏族为主。湖南医疗队于 1973 年对拉萨地区所属 6 个县的 4 个自然村的大骨节病作了普查，大骨节病平均检出率 52%，最高的自然村高达 79.0%。此外，1976 年对尼木县 6 个乡普查，结果显示患病率为 94.89 %，患者以儿童和青少年居多。1999 年西藏大骨节病流行于 7 个地（市）的 34 个县、114 个乡，病区总人口达 120 万人。藏东昌都地区是全国罕见的大骨节病重病区，八宿县 4.1 万人口中，有 8 千多人患有该病。近年来，发现拉萨周围的林周县、四川西部的壤塘县等仍然存在大骨节病的病人。

（二）时间分布

大骨节病病程长、进展慢，主要根据患者自述症状来确定发病时间。大骨节病具有明显的年度波浪性和季节性，一般观察认为霜早、秋雨大的翌年多是大骨节病的多发年；温带多发生于春季，暖带多发生于冬春之间，寒带多发生于春夏之交。年度波浪性和季节性出现与否均与致病因子活跃程度有关，当致病因子不活跃时，发病率很低，连续观察多年也不会看到波浪形，季节性多发现象也难以看到；致病因子非常活跃的地方，四季都有新发患者，季节性多发现象也难以看到。在我国，大骨节病的发病高峰大致有两次，一次在农业合作化后的 1955—1956 年，还有一次在普遍发生秋涝的 1969—1970 年。随着人民生活水平的提高，大骨节病的发病率逐渐降低。

（三）人群分布

大骨节病主要发生于儿童，少年、成人中新发病例甚少。在重病区，发病年龄可显著提前，甚至 2 ~ 3 岁即可发病，轻病区可延至 10 岁之后。其中，Ⅱ、Ⅲ度重症病例，都是在幼年发病。本病的性别差异不明显，无种族易感性，与病区人群生活方式和习惯一致的民族均可患病。在我国已知的患病民族包括汉、满、回、蒙古、藏、达斡尔以及不以大米为主食的朝鲜族。发病与生活方式有关，集中在以小麦、玉米为主食人群，在病区中以大米为主食的人群不发病。由非病区迁入病区的人群，8 年左右患病率可达到当地人群的患病率水平或略高，有"欺外现象"。生活在同一家庭中的个体，由于接触致病因子和致病条件的机会基本相等，故大骨节病具有一定的家庭聚集性。

三、病区的自然地理环境特征

关于自然环境与大骨节病的关系早有描述和研究。一般认为病区的自然环境有如下特征：

1. 沼泽发育

据文献报道，前苏联赤塔州和阿穆尔州有许多发病村落沿沼泽泥炭而分布，而且随着沼泽疏干，排涝造田，病情逐渐下降；与此相反，在星罗棋布的石灰岩残丘上则出现健康村落。许多资料指出，病区多分布于数条河流的上游地带，气候寒冷潮湿，植被茂盛，沼泽发育，腐殖质丰富，地表水、潜水多受有机质污染，酸性软水，富铁。

2. 林木茂密

1936 年日本学者高森时雄等人指出，在吉林、黑龙江等地有大骨节病流行，该病多发生在未开发的山区部落中，病区树木多，植物根叶腐烂，有毒物质随川水流入，污染水源。台湾南投县的大骨节病主要分布于浊水溪上游的山区，森林茂密，竹林遍布，枝叶笋壳腐烂，污染水源。1958 年泷泽指出，病区丰根村树木繁茂，山间以日本扁柏为主，低地以菰为主。植物腐解的有机质溶解于水中有致病作用。1971 年长尾孝一指出，在山地上层滞水地带日本扁柏、柳杉、盐肤木等较多。在沼泽湿地以菰和芦苇较多，这和大骨节病的分布相一致。

3. 泥炭丰富

我国东北和日本的大骨节病多分布于植物腐败物多的山区，或是在沼泽湿地流行。环境中泥炭分布的多少、厚薄与大骨节病有明显的关系。例如，在北海道石狩地区，泥炭分布相当广泛，有的地方厚达 30 尺（1 尺 ≈ 0.33 m，编者注），而井深才 10 尺。

4. 锶含量高

有研究认为本病多发生在泰加林山区，地表腐殖质丰富，灰化土贫钙，环境（水、土、粮）中钙含量低，锶、钡含量高。并指出塔吉克病区为干旱、半干旱地带，环境中钙和锶含量均很高。锶在岩石、土壤、水、植被、谷物，乃至在人、畜的骨骼中明显富集。

此外，病区的分布还与地势、地形的关系相当密切，在我国多分布于山区与半山区，海拔高度在 500 ~ 1 800 m，平原上少见。在西北黄土高原地区，沟壑地带发病较重。在东北地区，多见于低山区与丘陵地带，以山谷低洼潮湿地区发病最重，而山冈、沟口、河沙岗地发病较轻。在平原上，如松嫩平原、松辽平原的某些个别地方亦有较重的病村。病区多属大陆性气候，暑期短、霜期长，昼夜温差大。

本病的多发季节各地有所不同。四季分明的温带多发于 3—5 月，寒温带多发于 5—6 月，暖温带多发于 2—3 月。因本病病情缓慢，发病于不知不觉中，所以，确切的发病月份不易查清。从发病年份看，多是先呈阶梯式上升，逐渐到达高峰，再呈阶梯式下降。本病的流行趋势，在我国的大部分病区已经控制或减弱，但在某些病区也有所发展，个别省市甚至有新病区出现。

四、医学地理与大骨节病的预防

根据大骨节病病因研究结果提出的补硒、改水、改粮、合理营养、人群筛查、改善环境条件等预防措施，经多年病区推广已取得了满意的效果。

1. 补硒

对低硒病区儿童（发硒低于 0.2 mg/kg）补充适量硒制剂，以亚硒酸钠含量计算，3 ~ 10 岁儿童每周 1 mg/ 次；11 ~ 13 岁儿童每周 2 mg/ 次。在大面积补硒之前，需掌握当地人群的硒水平，注意避免过量硒摄入引起硒中毒。

2. 改粮

病区中凡水源条件容许的地方，改旱田为水田，主食大米；在水源不便的地方，可改面食为小米、高粱等；交通方便或靠近城镇的病区，可改种蔬菜或其他经济作物，由市场购入粮食；边远山区病区可放弃食用自产粮，退耕还林或退耕还牧；改变粮食种植结构，提倡农作物种植多样性和食物多样化；同时应改良粮食收获、储存技术，提高粮食卫生学品质，降低食粮中 T-2 毒素含量。

3. 改良水质

加强对水源地保护，降低饮用水中腐殖酸含量。

4. 搬迁

将一些自然环境恶劣、不宜生存的病区居民迁移至非病区居住；将病区适龄儿童集体迁至非病区寄宿学校就读。

5. 人群筛查

生活在病区的儿童，建议每年进行一次腕关节 X 线拍片。一旦发现关节干骺端、骨端异常；或主述关节疼痛，检查时发现关节运动不灵活、手指向掌侧弯曲或手指末节向掌侧下垂即可按大骨节病治疗。

（陈兴书）

第四节　克山病

一、概述

克山病（Keshan Disease，KD）是一种原因不明的地方性心肌病，1935 年在黑龙江省克山县首次发现，由此得名。主要病理学改变为心肌实质的变性、坏死和瘢痕形成，心脏呈肌源性扩张，心腔扩大，室壁趋向变薄。主要临床特征是心功能不全和心律失常。

目前，克山病病因研究的观点主要有营养性地球化学病因学说、生物病因学说和复合病因学说。环境低硒被认为是克山病发生、发展、流行的主要原因，由于缺乏硒等微量元素和某些营养物质缺乏或失平衡而破坏了心肌代谢，引起心肌损伤。还有研究发现克山病可能与柯萨奇病毒 B 感染及真菌毒素中毒有关。但这些病原学说均不能很好地解释他们与克山病发病的因果关系。目前多数学者认为，克山病发病基于缺硒背景、多种因素复合而成，但其病因仍不十分清楚。

二、医学地理分布特点

国外方面，1951—1953 年朝鲜有克山病报道，1955 年日本有报道，拉美地区、英、法等国也有类似本病的报道。在国内，本病最早发现于黑龙江、吉林、辽宁三省，此后陕西、甘肃、内蒙古、河北、河南、山西、山东、四川、云南、湖北、湖南以及宁夏等省、自治区都有发现，至 1977 年证实，西藏亦存在克山病。整体来说，我国克山病病区的分布特点是：基本上与大骨节病的分布相一致，形成一条由东北向西南延伸的宽带，位置居中，将我国分成西北、东南两个非病带。根据各地克山病多年发病情况和高发病年情况，可将病区粗略地划分为重、中、轻三级。

克山病的地理分布和流行规律主要有以下几个特点。

1.发病的地区性

病区分布与一定的自然环境有关，所以具有明显的地区性。但是病区在其历史发展中不是绝对不变的，如重病区与轻病区有互相转化的现象，也有少数病区隔五年左右有一次高发，但具体到每个地区，则间隔时间的长短和出现年份不尽相同，表明发病的波浪性并无共同的周期性，这可能与各地病区自然环境的年间变化差异有关。

我国克山病的流行基本上沿兴安岭、长白山、太行山、六盘山到云贵、川西高原的山脉分布。多发生于海拔 200 ～ 2 000 m 的山区、丘陵及其邻近地区，平原地区很少发现。农村多、城镇少，在病区内主要发生于吃当地粮食的农民，吃商品粮的非农业人口很少发病。在山区主要分布于海拔 2 000 m 以下的河谷和平坝内，高于 2 000 m 的高寒山区患者很少。耕地面积宽广，林木稀少、阳光充足，地势开阔的河谷和平坝发病较轻。地势狭窄，耕地面积小、林木多、阳光少的地带发病较重。在林木繁茂，杂草丛生、无地可耕的阴暗峡谷中发病最重。沿山脉和山麓的半山区和丘陵地带发病较重，沿江河的平原地区发病较轻。地形、地貌和土壤的种类与本病的分布似有密切关系。

急性克山病主要发生在我国北方地区，以 20～45 岁生育期妇女多发；亚急性克山病主要发生在我国西南地区，以 2～7 岁幼儿多发。西藏克山病最早于 1964 年经尸检发现，1965 年冬至 1966 年春在拉萨北郊农场有克山病爆发，以后陆续发生，至 1969 年底和 1979 年春在劳改犯人中又有大批发病，仅在一两个月内约 40 人死亡。其他在日喀则、尼木和堆龙德庆等都有发现。目前，西藏克山病主要分布在拉萨一江两河区的堆龙德庆县、尼木、曲水等地的世居藏族中；发病区域部分与大骨节病病区重叠。此外昌都、林芝、日喀则等地区均存在可疑的潜在型及慢型克山病患者，病区主要在荒僻山丘、高原及草原地带的农村，城镇地区较少发病。

2. 发病的季节性

克山病的流行呈年度多发性，不同年度间的发病率和病死率可有显著不同，高发年度与低发年度的发病率可相差几十倍。克山病每次流行时，多有一个发病严重的中心，向周围扩展，离中心越远病情越轻。发病中心并不固定，在历次流行中经常变动，在重病区一个乡范围内的各个自然村，也多是此起彼伏的交替发病，而不是固定于某几个自然村内。各次流行的间隔年限不定，短者三五年，长者十余年，在非流行年度常呈散发状态。

克山病在一年四季皆可发生，但季节性很显著。东北和西北地区都集中于冬季，发病高峰多在 12 月至次年的 1 月或 2 月。而西南地区主要集中于夏季，高峰多在 7—9 月。在高峰月内发病人数可占全年总例数的 60%～70%。急性克山病可呈现短期、多发的现象，其表现是十几天内，发病例数急剧增加。

克山病发病的季节性因地而异，根据各地调查资料，可分为以下几个发病季节类型：冬季型，高发季节为每年 11 月至翌年 2 月；夏季型，每年 7 月至 9 月为高发季节；冬春型，其特点是冬春发病都多，但冬季集中程度远不及冬季型，因高发季节向后延滞，故春季发病亦多；春夏型或无季节型，年内发病季节不明显，但自春季以后发病略有增加，夏季以后亦稍减少，所以春夏略显高发。

3. 发病的人群特点

凡在病区居住者不分男女、老幼均可患病，小至 5 个半月的婴儿，老至 72 岁的老人都可波及，甚至 6 ~ 7 个月的胎儿亦有克山病病理改变。但总的情况是青壮年、妇女和儿童较多。青壮年患者中，在北方地区女多于男，以 21 ~ 50 岁年龄组计，男女发病率之比值为 1 : 1.5 ~ 1 : 4.8。

本病患者绝大多数是农民，非农业人口发病较少。城市职工、学生进入病区，经过 2 ~ 3 个月，即可出现一定数量的潜在型或急性轻症病人。在重病区内，常有一家人中于数日至十数日内相继发病的。在一个家庭中，也有于几年内陆续发病者，在经济和卫生条件较差的家庭中尤为常见。

在不同民族中，如汉族和朝鲜族虽然都从事农业，但朝鲜族中很少有急性病例发生。而朝鲜族一旦采用汉族的劳动和生活方式，即同样发病。居住在病区的少数民族，如黑龙江省的达斡尔族以渔、猎为生，就很少患本病。

自病区回到非病区的克山病人，心脏病症状可持续数年之久，心电图显示的心肌损伤波形也可持续数月至一年之多。家庭成员中从未出现传染现象。

据流行病学资料，北方病区各年龄组均可发病，但有两个发病高峰年龄组，一为 20 ~ 40 岁的青壮年组，一为 10 岁以下儿童组。另外在性别上也有差异，特别是在成年组中生育期妇女的发病率明显高于同年龄组的男性，一般高出 2 倍以上。而 10 岁以下年龄组则性别差异不明显，但一般男性略高于女性。

在南方型病区的四川、云南、山东等地，其发病年龄以儿童为主，性别差异亦小，而且也是男性略高于女性，成人急发者极少见，但川西有些病区例外。

此外，根据各病区积累的资料，各型克山病主要集中于病区从事农业自产自给的人群，这可能与农业人口受病区水土影响较大有关。

三、克山病区自然地理环境的特点

克山病分布区从我国东北的黑龙江沿岸一直延伸到西南山地，南北相差纬度达 30° 左右，其自然环境虽有大小差异，但也有其共同的自然特征。

（1）克山病分布区主要位于温带暖温带型半湿润森林草原和湿润森林棕、褐土系为中心的地带。

（2）克山病主要分布于山丘地区（尤其是山地的小型河谷平原），而病带内的一些大型现代冲积湖积平原则一般无克山病发生，但山地不是克山病发生的决定性条件。

（3）病区具有温暖和中度湿润的气候特点，克山病的水热条件虽然南北有异，但与非病区、带比较起来有许多共同特点。

（4）病区生物群落一般具有以落叶阔叶为重要成分的特点。从全国范围来看，克山病区主要分布在针叶落叶阔叶混交林，落叶阔叶林和森林草原的范围内。只要在西南病区，由于冬季气温较高，所以有常绿成分渗入，而落叶成分仍是重要成分之一。植被组成上的这一特点也可能预示着或标志着在地理环境中化学物质生物循环的某些特点。

（5）病区的分布以棕褐土系及其过渡土壤为中心。这和上面所论及的气候—生物因素特点完全一致。

总之，克山病是一种比较典型的地方病，也是一种环境病，与自然地理环境关系密切，特别是与生物—气候—土壤等地带性要素关系更明显。从克山病分布范围和连续性来看，尽管有间断，但基本上是沿一定的地理环境延伸的，所以，不是单纯岩性或矿藏因素所引起的疾病。仅克山病与一定的地理环境相关联这一事实，诚然不能绝对排除生物病因的可能性，但是与病理、临床、流行病学研究一样，有更多趋向于非生物病因的地理现象。例如，最主要的是各地克山病的分布更多地趋向于与一定土壤相一致。

从克山病分布与自然环境的土壤因素具有最紧密的关系来看，完全有理由认为克山病与环境中化学物质的特殊性有关。这种特殊性是由于生物—气候因素与地质因素相互作用的结果，从以往地理学、土壤学、地球化学、水文学的研究资料来看，目前病区所处的自然环境不是一般意义上的淋溶强烈，而可能是在这个特定环境中由于特定水热和生物作用的结果，造成了病区环境某元素和化学物质，或者某几种元素和化学物质的贫乏或失调所致。当然在这里也包含着有自身特征的某些有机产物和代谢产物致病的可能。病区环境中这种化学物质的特殊性或异常是通过粮菜和水作用于人体的。所以，对地理环境中水、土、粮进行系统的化学组成和地理分布规律的研究，对于解决克山病病因和有效防治有重要意义。

四、医学地理与克山病的预防

1. 硒预防

1965 年西安医学院等单位，首次用口服亚硒酸钠的方法来预防克山病。1974—1975 年，中国医学科学院克山病防治小组，在四川省冕宁县以生产队为单位，将 1 ~ 9 岁儿童随机划分为服硒与不服硒两组。结果在 11 227 名服硒儿童中，新的急性、亚急性和慢性克山病发病率为 0.15%；而在 9 430 名不服硒的儿童中相应的发病率为 1.10%。

此后，通过约 140 万人次的大面积试验，也取得类似的结果。而且观察到，口服亚硒酸钠后，即使少数新发病例而其病死率亦显著地较未服硒组为低，预后良好。向病区居民补给硒的方法有：

（1）口服硒片法，每周每公斤体重口服 0.04 mg 亚硒酸钠，服药三个月后，发硒、血硒可升到非病区水平，并起到预防作用。在克山病发病高峰前，按照这个剂量连服 7 天，以后每半月服药一次，发硒也可升到非病区水平。为减少硒对胃肠道的刺激症状，可在饭后服药。

（2）硒盐法，将 1.5 g 亚硒酸钠溶于少量水中，喷洒到 100 kg 盐内，搅拌均匀供应病区居民，可使发硒维持在非病区水平，有预防作用。

（3）硒粮法，在玉米或水稻在结穗期，每亩地用 0.5 ~ 1.0 g 亚硒酸钠溶液，分两次喷洒，则玉米中含硒量可达 0.07 mg/kg，水稻可达 0.05 mg/kg。食用这种粮食居民的发硒可达到非病区居民的水平，预防效果显著。

2. 改善营养

由于本病可能是通过食物链作用于人体，而且病区内农业人口与非农业人口发病率显著不同。鉴于一般病区多是主食单调，蔬菜缺乏，蛋白质量少、质低，维生素和无机盐的种类、数量多不能满足人体需要。所以，在病区内，于农业生产上发展多种经营，增加粮食品种，多食大豆及其制品；多种蔬菜瓜果，合理搭配膳食；废除偏食习惯，改善烹调方法也是行之有效的预防措施。

3. 改良饮水

根据水土病因说，水是毒害因素进入人体的主要媒介物，所以改良饮水，在理论和实际上都有重要意义。在病区首先应检查饮水的理化、卫生性状，对一切不合理的饮水源，应按照卫生要求进行改造，如用手押机井水代替窖水、浅井水，用深层的机井水或泉水代替地表水、浅层水等。在病区，把水源水用砂子过滤、明矾澄清、用漂白粉或煮沸消毒等措施也都可达到预防的目的。

4. 消除发病诱因

低寒高温、烟熏火燎、精神激动、过度疲劳以及上呼吸道感染等，都可加重负荷，导致克山病发作。所以，在北方地区，改善居住条件，加强防寒、防潮、防烟等"三防"措施，对急性克山病的发作以及慢性、潜在型克山病的病情发展都有良好的影响。在南方住屋要防止过热，尽力改善通风和照明的条件。当然，开展体育锻炼，提高身体素质、增强身体对致病因素的抵抗力也是预防疾病的重要措施。克山病是以心脏病变为主的全身性疾病。它的主要症状是因心肌受损而引起的循环功能障碍。所以治疗进行性心肌损害是克山病治疗的重要环节。

（陈兴书）

第五节　地方性氟中毒

一、概述

地方性氟中毒（Endemic Fluorosis），也称地氟病，是在特定的地理环境中发生的一种生物地球化学性疾病，它是在自然条件下，人们长期生活在高氟环境中，主要通过饮水、空气或者食物等介质，摄入过量的氟元素而导致的全身慢性蓄积性中毒。本病在世界各地均有发生，流行于 50 多个国家和地区。亚洲是氟中毒最严重的地区，我国是地方性氟中毒发病较广、波及人口最多、病情较重的国家之一。西藏地区是地方性氟中毒的高发区。

氟为人体必需的微量元素，对牙齿和骨骼的形成和结构、钙磷的代谢、神经兴奋传导、甲状旁腺功能、酶活性、免疫反应及生长发育都有一定作用。适量的氟能被牙釉质中羟磷灰石吸附，形成坚硬致密的氟磷灰石表面保护层，有防龋作用，故缺氟可使患龋齿率升高。一般情况下人体氟主要来源于饮水及食物，少量来源于空气。氟主要经消化道，其次是经呼吸道吸收。皮肤虽可吸收少量的氟，但与消化道和呼吸道相比其量甚微。溶解于水溶液中的氟，包括饮水和饮料中的氟，几乎可以全部被消化道吸收，食物中氟 80% 左右可被吸收。环境受到燃煤污染时，空气中含有大量氟化物经呼吸道进入体内。从肠胃吸收的氟化物很快进入血中，75% 与白蛋白结合，其他以氟化物形式参与运输至各组织，摄入的氟超过人体正常代谢时，可逐渐积累而在某些组织沉积下来，绝大部分蓄积在骨骼和牙齿中，只有很少部分沉积在肌肉、甲状腺、心、肺、肾等软组织内，当蓄积量明显增加时，可导致氟中毒。摄入的氟 75% ~ 80% 由尿、13% ~ 20% 由粪、7% ~ 10% 由汗排出。肾是排泄氟的重要器官，有肾脏疾病时氟中毒程度可以增高。此外，乳汁、唾液、头发、指甲等也能排出微量的氟。

二、医学地理分布特点

（一）流行特点

1. 地理分布广

世界斑釉齿患区和龋齿高发区分布在富氟和贫氟的两种截然相反的化学地理区，龋齿高发区主要分布在南北美洲的东北部，欧洲和亚洲东部的湿润地区，例如英格兰的加的夫、爱丁堡、牛津、伦敦等城市，饮水含氟量从 0.1 ~ 0.5 mg/L，龋齿检出率高达 98%，前苏联科拉半岛西部希比斯克矿区，尽管基岩含氟量较高，但由于淋溶作用强烈，地表含氟量极低（0.1 mg/L 以下），儿童极易受龋齿侵害。

我国的氟中毒分布很广，除上海市外，其他各省、自治区、直辖市均有不同程度的氟中毒流行。2019年的统计数据显示，全国有近1 000个县中的71 000多个自然村屯有氟中毒，受威胁的人口达700多万，氟斑牙患者达2 500多万，氟骨症患者近100万。病区大部分分布在黄河以北的干旱半干旱地区，西到新疆，东到黑龙江省西部。我国南方的病区多呈点状分布，大部分是高氟温泉和富氟岩矿影响所致。

2. 年龄、性别与暴露时间

氟斑牙与年龄有关，因氟斑牙是在牙釉质钙化未完成时期发生的，牙齿萌出以后，就不易受氟影响，即不再产生氟斑牙，但病情可随年龄增长而逐渐加重。而恒牙氟斑牙一旦形成，终生不能消退。氟骨症是年龄越大发病率越高，病情越重。但发病主要是成年人，有报道认为发病平均年龄是17岁。在重病区早期氟骨症多发生于儿童，因此氟骨症的防治重点在儿童。

氟斑牙的患病率性别上无明显差别，也无种族差异。氟骨症主要发生于成年人，在20岁以前男女无差别，但从20岁开始女性的患病率明显高于男性，妇女怀孕、生育可使氟中毒的症状和体征加重。

3. 非病区迁入者与当地生长者在发病上的差异

一般认为，恒牙萌出后的非病区迁入者不会再发生氟斑牙，但氟骨症发病往往较当地居民敏感，非病区迁入者氟骨症发病率高且病情严重。因此，部队进驻高氟地区时应注意这个问题。

（二）流行类型

根据各地的环境特点和氟的来源，我国氟中毒病区可分为六种类型：①北方干旱半干旱地区的病区属浅层高氟地下水型；②渤海沿岸的病区属深层高氟地下水型；③高氟温泉型分布于各地高氟温泉出露区；④高氟岩矿型主要指萤石矿地区的病区；⑤陕南、滇东北、湘南、贵州等地病区属生活燃煤污染型；⑥高氟茶水型主要分布于四川省阿坝和甘孜州。西藏主要是高氟饮茶型和饮水型氟中毒。

1. 饮茶型氟中毒

饮茶型氟中毒是发生在我国西部地区少数民族长期大量饮用高氟砖茶水所致的一种地氟病。主要分布在西藏、内蒙古、四川、青海、甘肃和新疆等习惯饮砖茶的少数民族地区，如藏族、哈萨克族、蒙古族聚居区，当地居民有饮奶茶习惯，而煮奶茶的茶叶主要为砖茶。砖茶系粗老茶叶所制，茶树具有天然富氟功能，茶叶越老含氟越高，砖茶的氟含量是普通茶叶的几倍至几十倍。茶可富集氟，根据 WHO 报道，世界茶氟含量平均为 97 mg/kg，我国的红茶、绿茶及花茶平均氟含量为 125 mg/kg，砖茶可高达 493 mg/kg，最高 1 175 mg/kg。

2. 饮水型氟中毒

饮水型氟中毒是有些地方长期饮用含氟较多的泉水、沟水或井水所致。高氟饮水主要分布在华北、西北、东北和黄淮海平原地区。根据 2000 年统计资料，全国饮水型病区人口有 7 800 万。病区饮水中氟含量多超过国家饮用水标准 1 mg/L，严重的超过 3 mg/L，个别病区高达 20 ～ 30 mg/L。水源调查发现，超过 1 mg/L 的水样占 10%。一般天然水中含氟量为深层地下水 > 浅层地下水 > 地面水。据许多地区调查发现，饮水中含氟量与氟斑牙、氟骨症患病率呈正相关。凡饮水含氟量超过 1 mg/L 标准的地区都有地方性氟中毒发生。一般认为饮水氟含量达 3 ～ 4 mg/L 可出现氟骨症。但由于地方性氟中毒病发病因素较复杂，如受年龄、性别、饮水年限、营养状况、个人体质、妇女生育、气象条件及劳动强度等因素影响，在不利条件下，长时期（10 ～ 20 年）饮用 1.5 ～ 3.0 mg/L 的水也可能出现氟骨症。

三、临床表现

（一）氟斑牙

釉面光泽度改变，釉面失去光泽，不透明，可见白垩样线条、斑点、斑块，白垩样变化也可布满整个牙面。一旦形成，永不消失。

釉面出现浅黄、黄色、黄褐乃至深褐色或黑色不同程度的颜色改变。着色范围可由细小斑点、条纹、斑块、直至布满大部釉面。着色是白垩样病变的继发伴随现象。

釉面缺损的程度不一，可表现釉面细小的凹痕，小的如针尖或鸟啄样，乃至深层釉质较大面积的剥脱。咬合面有不同程度的磨损。

牙齿发育完成后的发病者不产生氟斑牙，可表现为牙磨损。磨损面可有棕色环状色素沉着，牙剥脱、牙龈萎缩、松动、脱落等表现，多发生在较重病区。

（二）氟骨症

发病初患者全身乏力，头痛头昏、食欲不振、腹胀腹痛、便秘或腹泻等。主要为腰腿疼痛、肢体麻木、抽搐、关节、肌肉僵硬。骨与关节疼痛、僵硬多从腰背部、下肢开始逐渐发展到上肢和颈部，可致全身痛。疼痛部位固定，呈持续性酸痛或刺痛、灼痛，与天气关系不密切，可有肢体麻木，多见于四肢末端。有的患者四肢肌肉抽搐，以女性患者或合并骨软化者较多见。随着病情进展，部分患者出现肘、膝、髋等大关节屈曲收缩、肢体伸展时疼痛加剧，被迫采取曲位，前臂不能旋转，手腕僵直，不能直立和下蹲，颈椎屈曲僵直，严重时下颌角抵触胸骨，脊椎侧弯驼背。晚期日常活动如穿衣、吃饭困难，消瘦，甚至瘫痪卧床不起，畸形严重者不能平卧，最后多因合并其他疾病而死亡。

四、医学地理与地方性氟中毒的预防

应根据氟化物的不同来源采取不同的措施，并采取综合预防性措施。

1. 改变水源

利用地面水或雨、雪水作水源是最简便经济方法。在北方可打深井。在一个地区浅井水含氟量是不同的，不论使用原有浅井或新打浅井，应经水质检验选择含氟低的井作水源。在当地水源普遍含氟高时，可引进附近含氟低的地面水或泉水。

2. 饮水除氟

可用硫酸铝或聚合氯化铝混凝沉淀除氟。亦可用活性氧化铝或骨炭过滤除氟。

3.改灶、改变烟熏粮食

将敞烧煤或无烟囱灶改为有烟囱灶，修建土坑，坑洞要通畅，坑面不冒烟，在坑上烘干粮食。此外，如能从外地运入低氟煤最好，不使用含氟量高的煤灰作肥料，在交通方便地区可将本地含氟高粮食运出，运入含氟低的粮食。防止工业三废污染；在高氟地区不应使用含氟牙膏；加强营养等。

4.改变饮茶习惯

饮茶时可将砖茶尽可能捣碎，用80 ℃热水洗茶一次，再加水熬煮。此外，大力宣传茶氟对健康的危害，教导牧民少饮用含氟量高的砖茶，自觉改变熬茶的制备方法和大量饮用砖茶的饮茶习惯。还可以丰富饮食结构，多吃新鲜的蔬菜瓜果等，减少氟在身体的集聚。

（陈兴书）

·第六章　西藏地理环境与灾害·

第一节　地　震

一、西藏地震分布特点

地震是指地球内部运动积累的巨大能量在地壳的某些地带释放，造成岩石突然断裂，或者引发原有断层错动的过程，又称构造地震。欧亚地震带是全球第二大地震带，全球地震约 15% 发生于这一地带，是现今地壳强震活动最频繁的地区，欧亚地震带共分为 5 个地震区，包括地中海地震区、伊朗—阿富汗—巴基斯坦地震区、喜马拉雅地震区、四川—云南—缅甸弧地震区和印度尼西亚地震区，西藏就位于其中的喜马拉雅地震区，地震的主要类型为逆断型地震和正断型地震。从 2012 年到 2017 年该地区共发生 5 级以上地震约 30 次，其中中印交界未命名地区 1 次、西藏昌都地区 2 次、西藏日喀则地区 6 次、西藏阿里地区 2 次、西藏林芝地区 3 次、西藏那曲地区 7 次和尼泊尔方向 8 次。该地区地震频发、海拔高、地理环境复杂，给医学救援带来极大不便。

二、主要危害

1. 直接危害

震动和地面破裂是地震造成的主要影响，其对建筑物和其他刚性结构造成或多或少的破坏。震动和地面破裂的严重程度取决于地震震级、距震中距离、当地地质和地貌条件。

地面破裂是沿着断层轨迹的地球表面的明显破裂和位移，在大地震的情况下可能是几米的量级。地面破裂是大型工程结构（如水坝、桥梁和核电站）的主要风险。

高原地区地质结构复杂，平均海拔较高，震动对该地区劳动和作业的影响较大。

2. 次生灾害

（1）山体滑坡和雪崩　地震会产生斜坡不稳定，导致山体滑坡，这是地震造成的主要地质灾害之一。地震发生以后，山体滑坡的风险依旧存在。

（2）火灾　地震可能会通过破坏电力或燃气管道而引起火灾。在水管破裂和失去压力的情况下，一旦火灾开始，便难以阻止火势蔓延。

（3）土壤液化　由于地震引发的震动，水饱和的颗粒材料（如沙子）能从固体转变为液体，发生土壤液化。土壤液化可能导致刚性结构（如建筑物和桥梁）倾斜或沉入液化沉积物中，导致房屋沉降垮塌。

（4）洪水和堰塞湖　水体（如河流或湖泊）内的水量超过地层的总容量时会引发洪水，地震发生时，震动易造成山体滑坡，山体落入水体中堵塞河道，造成堰塞湖，当堰塞湖水量超过地层总容量时，会引起水漫溢，造成洪水。另外，震动还可能损坏水坝导致洪水。

3. 其他影响

地震可能导致建筑物受损、人员伤亡以及其他财产损失。地震后大量人畜死亡极易暴发传染病，同时，地震发生后缺乏基本必需品，易引起当地人员恐慌以及幸存者心理应激反应。

三、保障行动

地震预测在当今依然是不能有效解决的难题。地震造成的危害较大，对保障行动提出了更高要求。

1. 到地震多发地区执行行动前

首先，震前预防常识教育是减轻地震及其次生灾害的必要环节。一旦地震灾害发生就能迅速开展救治，以达到防灾减灾的目的。包括一些常见的地震前兆知识，如动物特殊行为、胀性扩散、氡气排放、电磁异常等，以及常见地震危害及其预防措施。

其次，掌握地质及地震信息，做好应急方案，做到地震发生时有备无患。

2. 到地震多发地区行进及驻扎

在行进过程中，要注意观察一些特殊自然现象，如滑坡、雪崩等，都可能预示前方会有地震，可能影响到行进，及时调整行进路线，避免出现不必要的减员。

驻扎地选择在空旷的地域，减少地震时震动对于部分队的影响。另外，驻扎地尽量远离地质松动的山体，远离湖泊和大型河流，远离火源，山体滑坡以及火灾等地震次生灾害的发生。

3. 遂行保障任务

开展行动的同时，如出现地震灾害，在做好地震造成的创伤救治的同时，还要预防地震次生传染病的发生。

首先，要做好传染病监控，为保障行动的决策提供依据，做好定期的传染病资料收集和报告工作，提高震后疫情报告的及时性和准确性，有助于迅速确立传染源，切断传播途径，将传染病的影响降到最小。

其次，要做好地震造成的人类和动物尸体的处理，尽早将尸体消毒、转移深埋或焚化，深埋尸体的地域应该远离水源，在尸体的上方和掩埋的土壤表面喷洒熟石灰。

再次，传染病一旦发生，要尽快切断传染途径，加强食品和饮用水的卫生监控，预防虫媒介的传染病。同时要注意进行心理辅导，预防地震造成的特殊心理应激反应的发生。

（唐才智　代加燕）

第二节 雪 灾

一、西藏雪灾分布特点

雪灾是指一次强降雪天气或连续性的降雪天气过程后，出现大范围积雪、强降温和大风天气，对牧业生产和日常生活造成严重危害的一种气象灾害。气象学上一般以积雪深度 ≥ 5 cm 且连续积雪日数 ≥ 7 天为一次雪灾过程。高原的冬季，气温可达 −40 ℃，积雪期长达半年左右，海拔 5 000 m 以上地区，积雪终年不化。因此，雪灾是高原常见的一种自然灾害。青藏高原是我国雪灾多发区，几乎每年都有发生。由于地形地势和气候特点的影响，不同地区雪灾发生的频率有所差别。其中靠近喜马拉雅山的西藏山南地区，尤其是仲巴县、萨嘎县、吉隆县、聂拉木县、定日县，平均每年都会有 1 ~ 2 次雪灾，周边各县年平均雪灾次数也大都在 0.6 ~ 1.2 次，是我国雪灾发生频率最高的地方。

二、主要危害

雪灾发生时，通常伴有强降温以及大风等天气，积雪不但覆盖了草场，也阻断了道路，给减灾救灾造成了很大的困难。牲畜在严寒中无法觅食，还要承受风雪的袭击，往往会大批死亡，有时甚至导致很多牧户的牲畜在几天内全部死亡。

1. 气温降低

气温一般都在 −30 ~ −20 ℃，甚至更低，若没有很好的防寒保暖措施，必然会发生严重的冷冻伤。由于温度低，水源冻结，取水、供水设备容易发生故障，影响人畜正常生活。在极低的气温下，装备、仪器、电源等，可能无法正常启动，甚至损坏，难以完成任务。医疗救护使用的输液（血）、浸泡、消毒等工作无法正常进行。

2. 大雪覆盖

由于降雪量大，积雪厚度可能厚达 1 m 以上，覆盖多，引起的危害也是非常突出的。由于覆盖，房屋帐篷可能被压垮，电杆、电线可能被折断，道路被覆盖，引起交通中断，补给困难。即便能够找到道路，雪地行车也是非常危险的，发生车祸的可能性增加。

三、保障要点

目前条件下，雪灾的发生还是人力难以阻止的，所以只有最大限度地做好防灾和减灾的工作。冬季进入高原前，必须做好防寒保暖的准备，部队要配备充足的御寒物资，进行相应的适应性耐寒锻炼；油料、冷却剂要加入抗冻剂，医用液体要有保温保暖设备；随时掌握天气变化信息，恶劣天气不单人、单车远行。

如果发生雪灾，要采取积极救灾措施。首先，与外界、相互之间要保持通信通畅，并建立定时联络；其次，尽快恢复中断的交通，设立交通警示标志。在外援没有到达之前，要积极进行自救互救，合理分配防寒物资、食品、药品、燃料、饲料等，对仪器设备、武器弹药、车辆等装备，要按战术要求，进行防寒保暖管理，保护水源和取供水设备。

医疗卫生人员应该定时开展巡诊，对冷损伤病人要早发现、早治疗。积极宣传冷损伤的预防措施，教育部队摒弃错误的复温方法，如民间流传的用冰雪揉搓患处、用烫水浸泡肢体、火烤等，这些方法不但无效，反而有害。正确的方法是用温水浸泡复温。

在雪地行走要注意辨别方向，找准道路。在道路不明的情况下，尽量绕开，带棍子等物随行，以作探查和支撑之用。雪地行走不能太快，前面开路的人尤其应该小心，在前一步没有踩牢时，身体重心不能前移。后面的人应该踩着前面人的脚印行走，不要轻易偏离。因为，积雪之下可能掩盖着地洞、坡坎、滚石、裂缝，甚至悬崖，稍不小心就可能一脚踩空，发生意外。

雪地驾驶车辆，要严格按照技术规范进行，车辆不能轻易熄火，车轮要安装防滑链，并利用泥土、沙石、树枝、草垫、毛皮、被褥等增加车轮的附着力，减速慢行。在道路不明的情况下，不要贸然开进。应该派人下车徒步探查，设置路标和交通指挥岗，后面的车辆沿前面的车辙行驶，不要随意偏离。积雪太厚，车辆无法行驶时，要立即派出铲雪车铲雪开道，在没有铲雪机械时，可以用人力铲雪开道，力求尽早离开雪地。要注意尽量避免在雪地抛锚，尤其是单车行动时。

（唐才智）

第三节　泥石流

一、高原地区泥石流分布特点

泥石流是高原地区常见地质灾害现象，泥石流是大量富含水分的土壤和碎片岩石冲下山腰，在其路径中夹带其他物体，并在山谷谷底形成厚而泥泞的沉积物。泥石流在陡峭通道下降的速度通常达到或超过 10 m/s，由于其高沉积物浓度和流动性，泥石流具有非常强的破坏性。高原地区，尤其是东段，水资源丰富，土壤水含量较高，加上地震频发，极易发生泥石流，加之高原地区山峰海拔高、落差大，使泥石流的通过速度增加，破坏力加大。

二、主要危害

1. 对人类聚居区的危害

泥石流兼有坍方、洪水和滑坡的多重危害，破坏力大、暴发突然，冲入人类聚居区后，淹没人畜、破坏聚居区域建筑。

2. 对道路的损毁

泥石流可直接埋没车站，铁路、公路，摧毁路基、桥涵等设施，致使交通中断，还可引起正在运行的火车、汽车颠覆，造成重大的人身伤亡事故。有时泥石流汇入河道，引起河道大幅度变迁，间接毁坏公路、铁路及其他构筑物，甚至迫使道路改线，造成巨大的经济损失。

3. 对电网、通信线路的危害

泥石流夹带大量砂石，加之速度快，极易冲毁电网和通信线路，造成断电、通信中断等后果，也可能因损害电网造成火灾。

三、卫勤保障要点

1.到泥石流多发地区执行行动前

首先，开展好泥石流减灾防灾教育。一旦泥石流发生就能迅速开展救治。包括一些常见的泥石流知识，如泥石流常发地域、泥石流常发地域的地质地貌特征等，以及常见泥石流危害及其预防措施。

其次，经常掌握泥石流突发信息，做好应急方案，做到泥石流及其次生灾害发生时有备无患。

2.泥石流多发地区的行进及驻扎

部分队行进路线和驻扎地点应避免经过泥石流沟，对于一些地质构成复杂，土质含水量较高，坡度较大的地域也应尽量避开。断裂褶敏发育不良地域不能驻扎，驻扎地点选择在地势平坦、地质构造连续的地域。

部分队行进过程中，发现前方出现塌方，应选择空旷地域休息，任务紧急时，可派出观察哨前方探明情况，选择安全的路线继续前进。

（唐才智）

第四节　雪　崩

一、高原地区雪崩分布特点

高山上的积雪在一定条件下，受重力作用向下滑动或崩落，并与下方积雪发生连锁反应，引起大量雪体崩塌的现象，称为雪崩。雪崩大多发生在春季和冬季降雪较多时，降雪后积雪松软、黏合力不强，出现声波或者地震等造成的较大震动，易引起雪崩。

有小雪球滚落的斜坡、积雪有裂缝的斜坡、有雪檐的斜坡、35°左右的无树木陡坡、长度大的斜坡、凸形斜坡、南和西南面的斜坡，以及旧雪之上有新雪覆盖和因气温上升而积雪松软的地方都极易发生雪崩。

西藏地区所处喜马拉雅山、念青唐古拉山地区，是我国雪崩高发区。这些地区由于海拔高，气温较低，积雪较厚，加之多数山峰坡度大，易发生雪崩。

二、主要危害

雪崩被称为"白色魔鬼"。当山坡积雪内部的内聚力抗拒不了它所受到的重力拉引时，便向下滑动，形成雪崩，是雪山地区经常发生的一种自然现象，具有极大的能量和破坏性。雪层在雪崩裂点处断裂下滑，挟带沿途冰雪、岩石等，形成巨大雪崩体，高速冲泻而下，其前沿可激起巨大气浪，冲击力很大。巨大雪崩体到达堆积区而停止运动时，可堆积起高达数十米的雪崩堆，将所有物体掩埋。雪崩的破坏性在于雪流产生的巨大动能和堆积的巨大体积，可以高达数百万立方，其能量巨大，所产生的冲击波可与核弹相比，破坏力极大。同时，它还能引起山体滑坡、山崩和泥石流等自然灾害。对人员的危害在于其动能引起的外伤、骨折、脏器顿挫伤，以及掩埋造成的窒息，人被雪堆掩埋后，半个小时不能获救，则生还希望渺茫。

三、卫勤保障要点

做好侦察，想办法绕开易雪崩区。一般来说，观察是否存在雪崩危险，可以从上面俯瞰，这样最容易发现。下述地形容易发生雪崩：① 35°～50°的坡面；②在那些随季风而积雪的高山上，背风面常有大量的积雪，由于雪蚀作用的发生，往往形成较陡的冰坡面，其侧面由于受日照的影响较大，所以容易发生雪崩；③在背阴坡面，特别是山谷较深陡处，由于长期积存着大量的干雪，这些干燥雪和粗粒雪是持续不稳定因素，这种地带容易发生雪崩。

尽量去山脊雪薄的地方，不去雪崩危险地带，必须通过雪崩危险地带时，要注意以下几点：①预先松开背包带等负重物体，以便在雪崩发生时，能够快速解脱身上的负重逃生；②摘掉妨碍视、听觉的风雪帽，以期早发现雪崩的征兆；③避免横向通过有危险的雪坡，避免声响和震动，避免跌倒等冲击雪面的动作。

掌握雪崩遇险逃生知识。如果不幸被卷入雪崩，应在流动的雪流中反复地做游泳动作，力求浮在雪流表面。因为如果雪崩停止后，手脚被积雪重压的话，就难以活动，时间一长，会因为窒息而死亡。

　　在雪山行军、宿营、值勤等情况下，应该注意下列事项：①下雪期间或下雪后的第2天，不要靠近陡斜的坡面和雪堆；②在行军的具体路段选择上，要尽量避免雪崩区；如必须通过，则要做好充分准备，注意观察，设置观察哨及时报警；③通过时要用色彩鲜艳的主绳结组，每人系上雪崩飘带。人与人之间的距离缩短，组与组之间的距离拉长。后面的人要踏着开路人的足迹，轻轻快速通过；④遭遇雪崩时，不要惊慌，保持镇静。首先甩脱背包等包袱，尽量抓住固定物体，防止身体被裹挟滚坠。如果被裹挟，应尽量用双手向上抓动，以便身体浮在雪面上；⑤在行军时，遇上恶劣天气，应视为雪崩警报，宿营时要选择绝对安全的地方。当感到不安全时，即使是深夜，也要立即转移。

（唐才智　代加燕）

·第七章　西藏地理环境与心理卫生·

第一节　西藏地理环境对心理的影响

高海拔(High Altitude)自然环境的特点有低氧、低压、风大、气候干燥寒冷、太阳辐射和紫外线照射强等。这些环境特点一方面对个体生理状况产生很大影响，另一方面还会影响个体的感觉、知觉、注意、记忆、情绪、思维判断及人格，使其心理功能下降，对高原作业人员的工作绩效造成不良影响。

一、高原缺氧对心理的影响

氧气是维持机体生命所必需的基本物质。如果机体得不到正常的氧气供应，或者不能充分利用氧来进行代谢活动，则可引起一系列生理和心理功能的改变，这种状态称为"缺氧"（Hypoxia）。在高原环境下，随着海拔的升高，空气中氧气含量逐渐降低，致使吸入气体中氧分不足，血液在肺内得不到充分的氧合，血液中氧分下降、血氧含量和血氧饱和度降低，甚至出现低氧血症。缺氧不仅会引起生理功能的变化，而且也会引起心理功能的变化，表现为不同程度的心理障碍，涉及认知能力、心理运动能力、人格及睡眠等方面。

人体对缺氧有一个适应过程，一般需要1个月到1年，而且与海拔高度、停留时间、气温环境有关。3 000 m以下能较快适应。3 000～5 000 m，部分人需要较长时间来适应；5 330 m 即达到一般人的适应临界高度，此时人体已无法通过代偿反应补偿缺氧环境对机体的影响，即使静坐也可表现出明显的机能障碍，体力和脑力活动均受到严重影响。除此之外，缺氧程度虽不严重，但当身体的代偿能力较差，或者需要付出较高的脑力或体力负荷时，机体也会表现出各种神经心理功能障碍。在人体组织中，神经组织对内外环境的变化最为敏感。脑组织的重量仅为体重的1/50，但其耗氧量却占机体耗氧量的20%，可见，脑组织对缺氧极为敏感。高原环境可能导致机体出现脑代谢异常、脑血管调节失衡，直接损伤神经元，从而损害脑白质的微观结构完整性，影响人的认知能力。缺氧条件下，脑功能（尤其是学习、记忆、思维和情绪情感等高级脑功能）损害发生最早，损害程度也比较严重。

（一）高原缺氧对认知能力的影响

认知能力（Cognitive Ability）是心理活动的一个重要方面，主要是指个体摄取、分析处理和提取信息的信息加工过程。包括感觉、知觉、记忆、思维和注意等。高原缺氧可损伤海马、小脑和边缘系统，对认知能力的影响显著而持久。国外研究者多数认为中等海拔对人的认知影响较小，而长期暴露在较高海拔的高原上，认知功能就有明显损害，如语言功能降低，认知运动任务完成较差，感知困难，记忆的获得和保持较差，且操作速度显著变慢。有学者认为，持续暴露（> 10 小时）于高原或海拔过高（> 5 000 m）的环境中必然影响认知功能。也有人发现，仅仅一次的高海拔（> 5 000 m）暴露对认知功能也会产生较大的影响，如记忆力下降、反应时延长、注意力分散、动作协调性下降等，而且这种损害在回到海平面后仍会持续一段时间才能恢复，但一些言语性任务和操作技巧却不受影响。高原缺氧对认知能力的影响主要集中于信息的前加工阶段，也影响大脑对信息的评价过程。脑电检查呈现 P300 潜伏期、反应时延长。

1. 高原缺氧对感觉和知觉的影响

感觉（Sensation）是个体对直接作用于感官的客观事物个别属性的反映；知觉（Perception）是个体对直接作用于感官的客观事物整体属性的反映。感觉和知觉是个体认识事物的开始阶段。高原缺氧对机体感觉机能的影响出现较早，其中视觉对缺氧最为敏感。急性高空缺氧时，以柱状细胞为感受器的夜间视力受影响最为严重，一般自 1 200 m 起即开始出现障碍，平均每升高 600 m 夜间视力下降约 5%。有研究认为，在 4 300 m 以上的高度时，夜间视力明显受损，并且这种损害并不因机体代偿反应或回到低海拔地区而有所改善。当躯体症状、情绪及操作能力有所恢复时，视觉损害仍持续存在。以锥状细胞为感受器的昼间视力的耐受力较强，平均自 5 500 m 才开始受损。缺氧时视网膜中央凹区域的辨别阈在视野背景照明度较低的情况下，受影响最大；当照明度较强时，几乎不受影响。在低照明度下，缺氧对几何形象分辨能力的视敏度影响很大，而照明度增强后影响减小。中等强度缺氧可使视野缩小，在 6 000 m 时视野明显缩小，周边视力丧失，盲点扩大。如缺氧进一步加重可引起全盲。大约在 5 000 m，多数人眼肌协调能力已开始出现障碍，近点远移，看不清近物；在 5 500 m 做检查，发现阅读时眼外肌运动的协调运动机能出现明显障碍，阅读一行字的时间延长，同时眼球固定对准目标的动作也不准确。空间视觉对缺氧也较敏感，3 000 m 时部分受试者可出现轻度障碍，5 000 m 时多数人出现障碍，7 000 m 时全部受试者均发生明显障碍。视敏度和颜色辨别力在 3 000 m 以上的高度时开始降低。视觉反应时延长，视敏度下降，暗适应时间延长。研究者用低压舱模拟高原环境，让 8 名被试在 31 天的时间内从海平面（PO_2=21 kPa）上升到 8 848 m 的极端高度（PO_2=7 kPa）。在此过程中让被试区分红色、蓝色和绿色等不同色调。研究发现，低海拔时被试的颜色辨别力无明显变化，但高海拔则会引起颜色辨别力的下降，主要是对红色和蓝色的辨别发生障碍。

此外，听觉机能随着海拔的增加也会受到影响，在 5 000 m 附近时，高频范围的听力下降，中频及低频范围的听力（包括语言感受范围）则在 5 000～6 000 m 才显著减退。触觉和痛觉在严重缺氧时也会逐渐变得迟钝，痛觉阈值在 5 600 m 以上的高度时明显降低。在极端高度时，机体可出现错觉（Illusion）和幻觉（Hallucination）。有人对 8 名世界级的登山运动员进行了研究，发现他们在不同海拔均有幻觉体验。幻觉表现形式主要是躯体幻觉、听幻觉和视幻觉等，一般为假性幻觉。大约在 6 000 m 的高度时，大多数人均出现幻觉。

研究认为产生幻觉的原因除高原缺氧外，登山运动员社会交往的剥夺（孤独）和急性应激等可能在幻觉的发生中起着重要作用。

2. 高原缺氧对记忆能力的影响

记忆（Memory）是人脑复杂的主动获得经验的过程。记忆是继感知觉后的认知过程，是在感知觉和思维过程中建立起来的心理活动。记忆的进程，首先要有最佳的觉醒状态，其次，主体要有识记的意图，再次，接收信息和编码过程的分析器和皮质部分要有充分的完整性。记忆力对缺氧很敏感，在 1 800 ~ 2 400 m 进行检查，可看出记忆力开始受影响。在 5 400 m，记忆薄弱，已不能同时记住两件事。以后，随着海拔的升高，缺氧程度的加重，表现出不同程度的记忆损害，从记忆下降到完全丧失记忆能力。动物实验研究表明，间歇性低氧暴露也可以损害动物的空间记忆能力，同时急性高原低氧环境下海马、皮质和纹状体神经元的凋亡可能导致动物空间记忆能力的下降，但低氧暴露 21 天后，下降的空间记忆能力即有所恢复。在急性低压低氧条件下大鼠空间学习记忆能力随训练次数的增加而增加，在急性中度和重度低压低氧条件下大鼠平均逃避潜伏期均比对照组显著延长，而且随着低压低氧天数的增加，其延长更为显著。

在海拔上升的过程中，虽然意识尚存在，并始终保持，但下降到地面以后本人对自己在高空停留期间的许多异常表现完全遗忘（逆行性遗忘）。研究者以 Morris 水迷宫为测量工具，选择不同海拔高度（0、5 500 m、5 950 m 和 6 400 m）对 344 只大鼠的记忆功能进行研究。结果发现暴露于 5 950 m 和 6 400 m 高度的大鼠空间参照性记忆和工作记忆均受到明显的影响，主要表现为反应时延长、记忆内容紊乱、识记时间延长。缺氧主要影响短时记忆，一般不影响长时记忆。这可能因为短时记忆与特定形式的脑电活动有关，因而影响短时记忆转变为长时记忆的过程。国内研究发现，在 2 800 m、3 600 m 及 4 400 m 急性轻、中度缺氧条件下，短时记忆能力降低，且随高度增加而加重。

3. 高原缺氧对思维能力的影响

思维（Thinking）是人脑对客观事物间接的和概括的反映。它反映事物的本质和内在的规律性。思维过程包括抽象与概括、比较与分类、系统化和具体化等，思维内容以概念、判断和推理的形式反映出来。其中，抽象推理能力是智力的核心，它是人类进行高级神经活动的主要形式。急性高原缺氧严重影响人的思维能力。在海拔 1 500 m，思维能力开始受损，表现为新近学会的复杂智力活动能力受到影响；3 000 m，各方面的思维能力全面下降，判断力较差，但对已熟练掌握的任务仍能完成；4 000 m，书写字迹拙劣、造句生硬、语法错误，然而却认定自己没有错，且错的是别人；5 000 m，思维受损已达明显程度，判断力尤为拙劣，做错了事也不会察觉，反而觉得好，不知道危险，自以为能征服世界；6 000 m，意识虽然存在，但机体实际上已处于失能状态，判断常常出现明显错误，可自己却毫不在意；7 000 m，由于肺泡气氧分压在数分钟内降至临界水平，相当一部分人可在无明显症状的情况下突然丧失意识，但少数人仍可坚持一段时间。动物实验表明急性低氧暴露（5% 氧浓度）3 小时后可以严重损害动物的信息提取能力，5 小时后将严重影响动物对新信息的学习能力。

严重缺氧常产生不合理的固定观念，表现出主观性增强、说话重复、书写字间距扩大、笔画不整齐、重复混乱等现象。正常理解力、判断力也遭到破坏，丧失对现实的认识和判断能力。缺氧对思维能力的影响的危险性在于，缺氧已致个体的思维能力显著损坏，但自己却往往意识不到，做错了事也不会察觉，还自以为思维和工作能力"正常"。低压舱实验发现，有的被试者在 7 000 m 附近停留期间，当已出现下肢瘫痪、记忆力丧失、不能书写、体力和智力已接近完全衰竭时，自己却完全不能觉察，不顾舱外主试者的意见，仍要坚持在此高度继续停留下去；并且被试者还自信自己的思考是"清晰的"，判断是"可靠的"。

4.高原缺氧对注意的影响

注意（Attention）是人的心理活动对一定对象的指向和集中的状态。注意不是一种独立的心理过程，但它与心理过程密不可分，注意不但渗入贯注到认知过程中，而且也贯穿于情感过程和意志过程中。心理过程由于注意的参与才能有效地进行，这是因为注意有选择、保持、调节和监督等特殊的心理功能。

急性高原缺氧时注意能力明显减退。大约在 5 000 m，注意的转移和分配能力明显减弱，注意难于从一项活动很快转向另一项活动，往往不能同时做好几件事情。随着海拔的上升，缺氧程度加重，注意的范围变得越来越狭窄，往往只能看到前方的事物，而对左右两侧的东西却看不到，注意不到方向。注意难于集中，不能像平时那样集中精力专心做好一项工作。Bonnon 的研究发现，在 6 452 m，注意已明显受损，注意的损害程度与任务难度以及人员在高原停留的时间都有关系，停留时间越长，注意损害越重，而且这种损害在人员回到海平面后仍持续存在一段时间。国内研究发现，注意力测试指标在 3 600 m 时有不同程度的下降，在 4 000 m 以上时注意力反应时间明显延长，综合绩效进一步降低。

（二）高原缺氧对情绪的影响

情绪（Emotion）是人对客观事物是否满足自己的需要而产生的主观态度和体验，是人脑对客观事物和主体关系的一种反映。情绪状态和唤醒水平对人的身心健康和活动效率有重要影响。人的情绪情感由边缘系统产生，受大脑皮层的调控。高原缺氧对中枢的影响是越高级的部位影响越早，所以缺氧时首先麻痹皮层功能，使情绪失去皮层的正常调节，从而发生程度不同的情绪紊乱，直至情感障碍。大约自 4 000 m 起，就可看到情绪方面的某些变化。如在 4 300 m 的高度 1 ~ 4 小时后，被试描述他们变得缺乏"友爱"，很少"清醒思考"，也更易睡觉"头晕"，奇怪的是心情变得"更愉快"。其表现特点、严重程度除与缺氧程度、暴露时间有关外，还与个体的情绪反应类型有关系。如在低压舱上升实验中，有的被试者表现为活动过多、喜悦愉快、好说俏皮话、好做手势、爱开玩笑等；有的被试者则表现为嗜睡、反应迟钝、对周围事物不关心、头晕、疲乏、精神不振和情感淡漠等。还有的被试者表现为敏感、易激惹、敌意、争吵等，严重者有欣快感的表现，如饮酒初醉状态。如果海拔升高，则这种情绪失控现象将会更加严重。有资料报道，在 6 000 m 以上高度停留时，有些被试者会出现突然的、不可控制的情绪爆发现象，如忽而大笑、忽而大怒、争吵，有时又突然悲伤流泪，情感的两极性表现非常明显。

　　高原缺氧对情绪的影响随时间延长而分离明显。研究发现，从低海拔地区进入高海拔地区的人员情绪反应呈现明显的特点，随着海拔的增加，焦虑和抑郁出现了明显不一致的变化。焦虑水平未发现明显变化，但抑郁水平明显升高，尤其是从低海拔地区进入 2 000 多米的高海拔地区时抑郁水平上升最快，此后，抑郁稳定在中等水平，随着海拔的进一步上升，抑郁水平进一步上升。研究显示，海拔对情绪的影响主要表现在抑郁上，对焦虑影响不大。焦虑与抑郁也出现了明显的分离。初进入高海拔环境 1 周之内，焦虑水平轻微上升，此后焦虑水平一直变化不大，到第 6 周明显下降；初进入高海拔环境，抑郁水平显著上升，第 2 周有所下降，之后又逐渐上升，一直维持在较高的水平。在进入高海拔环境 1 ~ 6 周内，抑郁水平一直明显高于焦虑。在从低海拔地区向高海拔地区机动阶段，抑郁水平明显上升，在高原驻留、从高海拔地区向低海拔地区机动阶段，直到回到低海拔地区，抑郁得分一直保持较高水平；从低海拔地区向高海拔地区机动到高原驻留阶段，焦虑水平略有上升，但从高海拔地区向低海拔地区机动阶段，焦虑水平很快下降。在从低海拔地区向高海拔地区机动、高原驻留、从高海拔地区向低海拔地区机动以及回到低海拔地区四个阶段，抑郁水平仍然明显高于焦虑。由此看来，在高海拔环境下，情绪反应出现了明显的"分离现象"，抑郁水平升高，而焦虑水平变化不明显。

（三）高原缺氧对心理运动能力的影响

　　心理运动能力（Psychomotor Skill）是指从认知到动作反应的过程及其相互协调的能力。通常包括灵活性、反应时间、眼—手协调、速度控制以及其他与肌肉运动有关的活动。心理运动包括感知思维和运动两个过程，但在实际操作中，经常发生两个过程的协调活动问题。

　　高原缺氧对心理运动能力的影响随海拔的升高而加深。平时已熟练掌握的精细技术动作，在 3 000 ~ 3 500 m 即开始变得有些笨拙，甚至出现手指颤抖及前后摆动，常常须加倍小心才能做好平日已熟练的技术操作。可见，在此高度，精细运动的协调机能已受影响。随着高度的增加，缺氧程度逐渐加重，运动协调机能障碍也进一步加剧，可出现运动迟缓、震颤、抽搐和痉挛等表现。

这些表现可能是缺氧致使高级部位的神经结构麻痹，低级部位脱离其控制，出现病理性兴奋增强所致。严重缺氧时，还可能出现全身瘫痪，这种瘫痪是上行性的，即腿部先丧失机能，之后上肢和躯干肌肉相继瘫痪，颈部以上肌肉最后瘫痪。高原缺氧下，认知功能的改变及情绪的变化都是在不知不觉中发生的，不易被觉察，因而具有一定危险性。心理运动能力的损害与急性高原病的症状发生并不同步，存在一定分离。一般在急性高原病的症状出现之前，心理运动能力已受到损害。

二、高原低温和其他因素对心理的影响

低温是高原气候的显著特点。随着海拔的升高，空气变得稀薄，大气温度易于散失。此外，高原地区不易受海洋性季风气候的影响，故气温偏低。一般认为，海拔每升高 1 000 m，气温大约下降 1 ℃，而且这种变化不受地球纬度变化的影响。尽管高原低温对心理功能的影响不如缺氧那么严重，但低温也会对心理功能产生一定影响，进而影响机体的工作绩效。

高原低温环境对工作能力的影响以对手、足的影响最为明显。最常见的是肢体麻木，触觉及活动能力减弱。研究表明，当手部温度下降到 15.5 ℃时，手的工作效率受到影响；10 ~ 12 ℃时，触觉明显下降；4 ~ 5 ℃时，完全失去触觉的鉴别能力。具体表现为：①手的灵活性和协调能力降低。当手部温度下降到 12.7 ℃（临界值）时，手的操作灵活性下降。这主要是由于肌肉紧张、关节黏稠度增加、关节僵硬，致使发生手部运动的机械性"绞素"，使手的技巧操作能力降低。②触觉能力下降。冷暴露可使手的触觉灵敏度下降，从而减少了对手部动作的触觉反馈，这一点可在一定条件下通过视觉信息加以补偿。然而，在黑暗和视觉信息受限的条件下却无法弥补。

高原环境下，除了缺氧和低温会影响人的心理功能外，其他高原环境特点如气候干燥、风速大、太阳辐射线和紫外线照射量多等均会对人的心理功能造成一定影响。但在所有因素中，以缺氧对心理功能的影响最为明显。

三、高原人文地理对心理的影响

人文地理环境是人类的社会、文化和生产生活活动的地域组合，包括人口、民族、聚落、政治、社团、经济、交通、社会行为等许多成分。它们在地球表面构成的圈层，称为人文圈或社会圈、智慧圈、技术圈。人类是引起以上各类地理分布及变化的主要载体，民族又是人类中具有特色的群体，于是人口的增长、分布和迁徙，民族分布和融合，成为历史人文地理中十分重要的部分。

高原地势险要，高山多，高原人文地理环境有以下特点：①人口资源少。海拔 4 000 m 以上的高原，氧气含量仅为平原的一半，紫外线辐射强，一年中除两三个月外，多为恶劣天气。加之雪灾、洪灾、泥石流的袭击，平均人口密度每平方千米不足 2 人。②机动道路少，该区域山高坡陡，多为砂石路，主要方向只有一条道路，无迂回道路。③高原地区的民族构成十分复杂，主要是藏民，有拉达克及西部信奉伊斯兰教的居民、位于藏南门隅地区的门巴人，以及门隅东面的珞巴人。④高原贸易受到历史原因，发展缓慢。⑤争议区多。我国与印度现有争议的国土面积约 12.55 万 km²。

高原缺氧、寒冷、大风和紫外线强等自然环境特点，以及宗教文化、风俗习惯和生活方式的差异等，都会造成长期的应激，使机体产生恐惧、焦虑、抑郁等心理应激反应，若长期得不到解决，加上其原有的遗传、身心素质特征，部分人可能患上心理障碍，需要及时识别与防治。

第二节　高原常见心理问题

一、高原常见心理问题的特点

心理问题，也称心理失衡，是正常心理活动中的局部异常状态，不存在心理状态的病理性变化，具有明显的偶发性和暂时性，常与一定的情境相联系，常有一定的情景诱发，脱离该情景，个体的心理活动则完全正常。在高原环境下，常常产生紧张、焦虑、恐惧和抑郁等心理问题。

高原环境特点对认知、情绪、意志和行为等心理功能和活动效率都产生明显影响。高原寒冷缺氧，身心负荷明显加重，出现紧张、焦虑和危险的生理心理体验也属正常现象。这些体验可能会产生应激反应，如果能够及时进行生理心理防护，适应这种反应，就会产生积极的作用，发挥出个体的最大潜力，使心理活动处于最佳状态。若疏于防护或者调控不当，高原特殊环境导致的应激因素造成的心理生理功能障碍一旦超过心理负荷，就有可能造成严重的精神疾病。

高原地区的人员在突然面对较为严峻的自然环境和执行重大任务时会产生一系列身心反应，一般危机反应会维持6~8周。危机反应主要表现为生理、情绪、认知和行为方面的异常。①生理方面：肠胃不适、腹泻、食欲下降、头痛、疲乏、失眠、做噩梦、容易惊吓、感觉呼吸困难或窒息、哽塞感、肌肉紧张等。②情绪方面：常出现紧张、焦虑、恐惧、怀疑、不信任、沮丧、抑郁、悲伤、绝望、无助、麻木、否认、孤独、不安、愤怒、烦躁、自责、过分敏感或警觉、无法放松、持续担忧、害怕牺牲等。③认知方面：常出现注意力不集中、缺乏自信、无法做决定、健忘、效能降低、不能把思想从可能的危险境遇上转移等。④行为方面：退缩、逃避与疏离、不敢与人交流、不易信任他人等。

二、高原常见心理问题的表现

（一）恐惧

面对危险时产生不同程度的恐惧情绪是正常的心理反应。对在高原所面临的恶劣气候、险峻道路、高山反应等已有所闻，但不完全了解，因而没有充分的安全感，所以容易恐惧。可是对高原环境过分恐惧就会导致耗氧量增加，反而会加重高原反应的发生，影响对高原环境的适应。对每一位初入高原的人来说，急性高原反应是很常见的，有些人听到他人讲述高原病是什么症状时，可能会因为过分恐惧，马上产生相同的感觉，好像自己也患了这种病。曾经就有个例子，两名刚进藏的人员在海拔4 500 m的驻地听同事讲他刚进高原时患高原肺水肿是多么难受，他们感到非常恐惧，约1小时后，这两人头痛加重，相继出现呼吸困难、胸闷、咳嗽等症状，加重了高原反应。恐惧本身是人类自我保护的一种机制，然而如果因为惧怕正常的高原反应而过度恐惧，则会抑制自身机体对自然环境的适应。

（二）焦虑

焦虑是对预期的不良处境（尤其是危险情境）所产生的一种自觉的不愉快的情绪反应。高原低氧环境下，易产生焦虑情绪。焦虑不同于恐惧。恐惧是由危险导致的，当事人清楚知道恐惧的对象和情境；而焦虑是由当事人面临的潜在威胁所引起的，造成焦虑的因素可能发生，也可能不发生。焦虑的程度取决于当事人对情境的主观评价、既往经验、人格特征以及对未来结果的估计等。焦虑产生后，常出现交感神经活动机能亢进现象，也就是我们常说的心跳加快、呼吸加深、血压升高、四肢震颤、出汗、烦躁、坐卧不宁等生理表现。除上述特征外，还常出现失眠、头痛、内心忐忑不安、注意力不集中、犹豫不决、易受激惹、无效多余动作增多等。适度的焦虑可以提高人的警觉水平，引起人的紧迫感，促使人采取合适的方式及行为应对应激，以实现预期目的，有益于适应环境。在进入高原之前，适度的焦虑可促使我们对环境重视，激励我们做好一切必要的准备。但过度、持久的焦虑则会影响人的认知能力，妨碍人们准确地认识和考察自己所面临的挑战，不利于做出理性的判断和决定。高原环境下过度焦虑会让人心烦意乱、日夜不宁。尤其对进入高原执行短期任务的人员来说，完成工作心切、急于返回平原，忽视了缺氧对人的影响，情绪紧张、焦虑，使得交感神经兴奋，耗氧量增加，最终可能诱发或加重急性高原性疾病。因而应当尽量避免异常焦虑的情绪。

（三）抑郁

随着在高原停留时间的延长，抑郁情绪会变得比较普遍。抑郁是一种过度忧愁伤感的情绪体验。在引起忧伤或悲痛的情境事件中，我们大都有过抑郁的情绪体验，常表现为情绪低落、心境悲观、回避与他人交往、对各种事情缺乏兴趣。在严重发展的情况下，抑郁却能转化为病态情绪，使人饱受困扰。一般来说，处于抑郁状态的人，如能对其所遭遇的现实和自身的处境做出恰当的分析，对自身行为的控制与调节符合社会常规，并有足够的自信与自尊，虽然体验到抑郁，但无行为异常，即属于正常的情绪反应。但是，如果抑郁状态导致对情境不能做出如实的判断，并产生偏离社会常规的行为，或行为适应不良（如由于过度的压力感、情绪低落与绝望，失去兴趣，不能胜任正常工作、训练和学习，甚至产生自杀企图等极端意念和行为），就属于心理障碍的范畴了，需要专业干预。性格内向、不爱交际、孤僻、多疑的人或遭受亲人去世、身患重病和意外灾害时，容易出现病理性抑郁情绪。有些人对上高原后能否适应缺乏正确的估计，对克服困难缺乏勇气，意志薄弱，身体的潜能得不到发挥，影响对高原低氧环境的适应，产生抑郁、忧虑情绪。当心情低落使心理功能下降或社会功能受损害，并持续一定时间（至少两周），可作为一种病态情绪对待，应考虑向心理咨询师或精神科医生求助。

除以上三种心理问题比较常见外，还有悲观心理和无所谓心理等。进入高原后，特别是出现慢性高原性疾病如脱发、失眠等，易产生悲观心理，对未来失去信心，对工作、前途、健康、恋爱、婚姻忧虑较多。这种心理会使机体的抵抗力降低。有的还会产生无所谓心理，部分人平时身体比较好，很少生病，到高原后，对高原的恶劣环境满不在乎，不采取科学的防护措施，也容易发生高原病，需要加以注意。

第三节　高原心理问题的防治措施

一、高原心理问题的预防措施

高原环境会对机体的生理心理健康和活动效率产生明显影响，因此，研究高原心理问题的预防措施有着极其重要的意义。

高原环境大气压力降低导致的氧分压下降，是高原环境影响心理功能的最主要因素。因此，如何降低缺氧环境给躯体和心理造成的不利影响是高原环境下心理功能防护的重点。对抗缺氧的最好办法是供氧。如对初次进入高原的人员配备简易的便携式供氧装置，可有效降低缺氧所带来的身心反应。有研究发现，微小环境的氧浓度每提高 1%（如从 21% 提高到 22%），就相当于降低海拔 300 m。也就是说，如果 4 500 m 微小环境有 26% 的氧浓度，那么就相当于海拔降至 3 000 m。研究认为提高微小环境的氧浓度可有效地改善高原缺氧所致的睡眠不良、认知功能下降和活动效率降低，缺氧的风险可降至最低。

另外，可通过机体对缺氧环境的习服来逐步适应低氧环境。首次进入高原环境时，要有计划、间歇性地暴露于不同高度，使得机体有足够的时间对环境变化进行代偿，并使由于缺氧所引起的症状得以减轻和消退。通常的办法是阶梯适应，如人员缓慢行进至海拔 3 000 m，以后每次上升的高度小于 500 m，并且中间要间歇 1 ～ 2 天，以便机体有一个缓冲适应时间。此外，"高爬低睡"这种穿梭往复渐进上升的行进方式，也能使机体有效的适应缺氧环境。另外，在地面低压舱模拟高原低氧环境，对要进入高原的人员进行适应性训练，也能对抗缺氧对机体的影响。

要对抗高原缺氧对心理运动能力的影响，除以上方法外，进行心理运动能力的训练也不失为一种有效的方法。心理运动能力是认知和动作的结合，最终还是要靠动作来完成。平时加强对重要动作技能的训练，使之不断强化，在脑中形成动力定型，达到自动化的状态，降低对智力活动的要求。这样，作业人员在缺氧条件下也能熟练操作，不致严重影响作业效率。

当然，对由于社会环境剥夺等造成的心理障碍，开展心理咨询和心理治疗工作，也是非常必要的。初次进入高原环境前，可以结合低压舱对人员进行情境性模拟训练，让人员体会缺氧条件下的心理变化，识别认知偏差，进而学会正确处理。另外，可进行放松训练、生物反馈（Biofeedback）和表象训练（心理意象训练）。放松和生物反馈训练是借助仪器，把某些生物学信息（如肌电活动、皮肤温度、心率、血压和脑电等）以一定形式（如视觉、听觉等）呈现出来，使人们能够学会有意识地控制自体的心理生理活动，以降低机体唤醒水平，调整那些因紧张刺激而紊乱了的功能。心理意象（Mental Imago）训练是让受训者在头脑中出现紧张刺激情境时，能自主地用较慢较深的呼吸技术使自己回到轻松愉快的想象中来。以上心理训练可对高原缺氧造成的心理功能下降有一定预防作用。其他手段，如认知疗法、行为疗法、精神分析和支持疗法等心理治疗技术以及心理咨询对高原环境所造成的心理问题都能起到一定预防作用。

二、高原心理问题的干预措施

对于高原心理问题的干预主要是以自我调节为主，当然在有条件的情况下可以进行心理训练和心理治疗。

（一）自我调节

高原环境下，会产生许多心理问题，尤其是情绪问题，如恐惧、焦虑、抑郁等，我们称之为消极情绪，这些消极情绪持续过久，会给我们身心带来危害。因此，进入高原的人员应学会情绪的自我调节，既可以发挥良好情绪的功效，促进情绪对自身健康全面发展的积极影响，还可以避免情绪的消极影响，也可以在使情绪平衡发展的基础上，保持愉快的心境，促进对高原环境的适应。一般来讲，情绪的自我调节可以从合理认知、情绪宣泄和行为放松三方面进行。

1.认知调节

认知理论认为，决定情绪发生的是人的认知，人之所以受困扰，不是由于发生的事实，而是源于个体对事实的观念和评价。人的大部分情绪困扰来自不合理认知，如凡事以自己意愿为出发点的绝对化观念，以偏概全的过分概括化观念，把事情想象得非常可怕的糟糕透顶观念等。有的人认为"高原环境很可怕，我肯定会很紧张，我会反应很大，我肯定适应不了"等，在这样的非理性观念的支配下，会产生恐惧、焦虑等情绪问题，有的甚至会诱发或加重高原反应。因此，改变这些不合理观念，是克服不良情绪的关键。

生活中，每一个人都不可避免地存在一些不合理的信念，我们就是要通过认知来调节，用合理信念代替不合理信念，不做不合理信念的牺牲品。首先要找出存在的不合理信念，然后与不合理信念进行辩论，认识到这些信念的不合理之处，然后用合理的信念代替不合理信念。如对有恐惧情绪的，具体实施如下：①自我拷问，寻找不合理认知：恐惧情绪的产生难道仅仅是高原环境所致吗？与我自身有无关系？为什么同样环境下，别人没那么恐惧？是不是我把高原环境想得太可怕了？我平时遇事时是不是也很紧张？我能克服吗？看来恐惧情绪主要与我对问题的认识有关系。②树立合理认知：高原环境没那么可怕，只要适当注意就可以了。到了陌生环境产生一些恐惧情绪很正常,顺其自然吧！有了恐惧情绪，我也有办法调节。③积极行动，克服恐惧：不妨把自己的感受写出来，然后分析和认识它，哪些是消极的，想办法摆脱它。正确认识自己，正视自己的情绪，不给自己定很难达到的目标。可以将一件大的、繁杂的工作分成若干小部分，根据事情轻重缓急，做些力所能及的事，切莫逞能，以免因完不成工作而紧张恐惧。尝试着多与朋友同事接触和交往，不要独来独往。尽量多参加一些活动，尝试着做一些适度的体育锻炼，看看电影、电视或听听音乐等，也可以适当参加不同形式和内容的集体活动，如演讲、参观、访问等。

2. 情绪调节

心理问题可以通过合理的情绪宣泄进行自我调节。那么如何有效调控自己的情绪呢？要做到"一吸二离三宣泄"。一"吸"，就是"深呼吸"，在不高兴，想生气的第一时间里，立刻做"深呼吸"。通过深呼吸调匀气息，减缓脉搏，避免不必要的生气。二"离"，就是"暂离现场"，将注意力暂时远离现场情景的刺激。三"宣泄"，就是要找到合理的方式进行不良情绪的宣泄。

保持愉快的情绪，使自己的主导心境处于乐观、开朗的状况。保持愉快情绪的方法很多，不同的人可能偏爱不同的方法。①知足常乐：对一切不抱过高的期望，不苛求，对事、对人、对己都应如此。应把自己的抱负定得切合实际，这样就会有成功的体验，会为自己的成绩和进步而快乐，容易心情舒畅。②自得其乐：对各种事物保持兴趣，对宇宙万物保持一种欣赏和赞美的态度，倾注热情，享受生活的乐趣，发展业余爱好，从中获得快乐。③创造快乐：树立正确乐观的人生态度，学会幽默地面对生活，微笑着迎接困难，这样就能保持和创造愉快的心境。成功的幽默能使人心情舒畅、振奋精神、增加信心、解除烦恼，但成功的幽默需要以积极的处事态度为基础。④合理的情绪想象：情绪可以通过改变想象而改变。这种方法可以帮助患者在想象中进入他曾经产生过不适当情绪反应的环境中，去体验那种情绪反应，从而逐渐克服消极的情绪反应，纠正不合理的观念。具体做法如下：首先让当事人想象其引发情绪困扰的场景；其次让当事人保持想象，但要求改变自己的情绪，使之适度，并加以体验；最后停止想象，反思整个过程。通过这样反复练习，对情绪进行调节。

3. 行为调节

当全身松弛时，呼吸、心率、血压、脉搏、肌电、皮电等生理指标会出现与焦虑状态逆向的变化，生理警醒水平全面降低。许多研究证实，松弛不仅有如此生理效果，亦有相应的心理效果，进行自我放松训练，能极大程度地减轻焦虑、恐惧水平。

放松技巧是通过逐渐松弛全身各部位的肌肉组织，使周身上下消除紧张的一种控制应激、促进健康的技术。放松技术有很多种，如自发性训练、逐步肌肉放松、冥想和催眠，在实践中它们的结果是类似的，因此无论采用哪一种放松的技术，只要达到消除紧张、焦虑，增进健康的目的即可。常用的放松方法有调息放松法和渐进式肌肉放松法等。

（二）心理训练

1. 个体心理训练

个体心理训练是通过有针对性地商讨、引导、训练，增加个体适应能力、提高作业能力、培养健全心理素质。主要包括感知能力、注意力、记忆力、思维判断、认知调控、积极情感和意念控制等方面的训练；可提高感知能力、注意力和记忆力、思维判断能力，掌握积极自我暗示、保持稳定情绪、抵御不良情绪的感染等技巧，增强动机，降低其置身高原环境中的恐惧感，为高原高寒条件下的应激干预准备较好的内因条件。个体心理训练具有个性化、深入化的特点，但个体心理训练涉及面窄、效率较低。

2. 团体心理训练

团体心理训练是在团体情境下，以活动为载体，利用团体内人际交互作用，促使成员通过观察、学习和体验，达到认识自我、改善人际关系，增强群体凝聚力、促进个体适应能力的提高和人格的完善。团体心理训练融科学性、活动性和趣味性于一体，具有良好的互动性、可操作性、灵活性和实效性。一般是通过共同商讨、训练、引导，彼此启发、相互鼓励，促进成员了解自己和他人的心理，增强人际沟通能力、提升凝聚力，提高士气，有助于建立社会支持网络系统。团体的规模因目标的不同而不等，少则几人，多则十几人，甚至几十人。作为特殊的团体，在进行心理卫生保障中，团体心理训练不失为一种高效、有为的方法。相比于个体心理训练，团体心理训练一次训练的人数相对较多、受众更广、效率较高，但团体心理训练适宜内容有限制、深度有限。

3. 虚拟技术模拟训练

虚拟技术模拟就是充分利用电子、激光、计算机等先进的技术，设置模拟训练场。用技术的、人工的方法模拟高原的外部景象和复杂的天气、地形，使受训者看到各种环境景观，感受到"身临其境"的状态。通过训练，逐步学会运用自我调节的手段，来适应高原环境。当前，国外装备的有些模拟器材的仿真程度同实物、实景非常接近。近年来，我国借鉴国外经验开展模拟与环境相结合的训练，重视消除人们在高寒环境中的心理压力。根据心理承受能力，采取逐步增加心理负荷的办法进行训练，使受训者的心理承受力逐步增强，由开始的担心、害怕，到后来的坦然自若。

通过系统的心理训练，可以熟悉和习惯高原可能遇到的各种因素，加强心理稳定性，最大限度地发挥其技能，在危险、复杂、多变的情境中反复接受刺激以增强心理承受能力。

4. 心理运动能力训练

要对抗高原缺氧对心理运动能力的影响，进行心理运动能力的训练不失为一种有效的方法。行为疗法，如锻炼，已被证明可以增强认知功能，预防神经认知障碍。研究发现，更复杂的运动模式会刺激区域脑流和皮层兴奋性，从而增强认知功能；因此，由有氧运动和力量训练组成的全身力量、耐力训练有助于在缺氧条件下提升认知能力。此外，运动强度（中等强度和高强度）的效应大小存在显著差异，研究表明，在缺氧条件下进行中等强度的运动可以增强认知功能。平时加强对重要动作技能的训练，使之不断强化，在脑中形成动力定型，达到自动化的状态，降低对智力活动的要求。这样，作业人员在缺氧条件下也能熟练操作，不致严重影响作业效率。

（三）心理治疗

心理治疗是双方互动的一个正式的过程，每一方通常由一个人构成，但有可能由两个或更多的人组成。其目的是由精通心理治疗理论与方法的治疗者，在专业与法律认可下，使用与该理论有关的治疗方法，来改善另一方在下列任一或所有领域的无能或功能不良带来的苦恼：认知功能（思维异常）、情感功能（痛苦或情绪不舒适）或行为功能（行为的不恰当）。

心理治疗的目的在于使患者了解所患疾病的性质，解除或减轻心理因素的影响。帮助患者以较为成熟的方式面对挫折和困难，而放弃以疑病方式应付问题。可以采用认知疗法、行为疗法或森田疗法等。在治疗中，医生应耐心倾听患者诉说，认真细致地进行各种检查，争取患者的充分信任，使之逐渐认识疾病性质及发病原因，减轻其心理压力。生物反馈及其他全身放松治疗技术，均可帮助患者全身放松，控制焦虑、疼痛等。此外，心理医生要帮助患者认识自己，引导患者从对自身的关注转移到外界，如参加各种社会活动，把注意力放在学习、工作上，使患者逐渐摆脱疑病观念。

（杨国愉　王菲菲）

· 参考文献 ·

［1］王卷乐，高孟绪，李一凡．地理大数据服务于智慧医疗与健康的思考［J］．中国卫生信息管理杂志，2015，12（6）：634-637．

［2］蔡运龙．当代地理学的关键概念和研究核心［J］．课程·教材·教法，2015（11）：108-112．

［3］林振山．21世纪地理学思想与研究方法［C］// 中国地理学会2004年学术年会暨海峡两岸地理学术研讨会论文摘要集，2004．

［4］姜爱霞．当前地理学研究的前沿探索与热点问题［J］．人力资源管理，2016（3）：101-102．

［5］陈彦光，刘继生．地理学的主要任务与研究方法——从整个科学体系的视角看地理科学的发展［J］．地理科学，2004，24（3）：257-263．

［6］傅伯杰．地理学综合研究的途径与方法：格局与过程耦合［J］．地理学报，2014，69（8）：1052-1059．

［7］彭书时，朴世龙，于家烁，等．地理系统模型研究进展［J］．地理科学进展，2018，37（1）：109-120．

［8］周欣雨，陈琴．地理学学科融合与学科交叉研究综述［J］．重庆师范大学学报（自然科学版），2015，32（4）：136-145．

[9]傅伯杰. 新时代自然地理学发展的思考[J]. 地理科学进展, 2018, 37(1): 1-7.

[10]方创琳, 周尚意, 柴彦威, 等. 中国人文地理学研究进展与展望 [J]. 地理科学进展, 2011, 30 (12): 1470-1478.

[11]马静. 医学地理学与军事医学地理学 [J]. 解放军预防医学杂志, 1997, 15 (4): 303-306.

[12]刘运胜, 吴玉. 《高原医学地理学》模块化教学的探索与实践 [J]. 西南军医, 2015, 17 (2): 240-241.

[13]杨晓红. 地理信息系统在医学研究中的应用 [J]. 卫生研究, 2004, 33 (2): 254-256.

[14]杨林生, 王五一, 谭见安, 等. 环境地理与人类健康研究成果与展望[J]. 地理研究, 2010, 29 (9): 1571-1583.

[15]杨林生, 李海蓉, 李永华, 等. 医学地理和环境健康研究的主要领域与进展 [J]. 地理科学进展, 2010, 29 (1): 31-44.

[16]齐兰兰, 周素红, 闫小培, 等. 医学地理学发展趋势及当前热点 [J]. 地理科学进展, 2013, 32 (8): 1276-1285.

[17]袁超, 罗勇军, 刘运胜, 等. 医学地理研究现状与发展展望 [J]. 地理教育, 2013 (12): 4-5.

[18]李维民, 李婵娟, 高钰琪. 医学地理研究进展与展望 [J]. 卫生研究, 2005, 34 (4): 508-510.

[19]吴玉, 刘运胜, 郝梁, 等. 地理信息系统技术在军事医学领域中的应用 [J]. 国外医学 (医学地理分册), 2011, 32 (1): 4-6.

[20]刘运胜, 吴玉, 李婵娟, 等. 医学地理研究发展与展望[J]. 国外医学 (医学地理分册), 2011, 32 (1): 1-3.

[21]罗勇军, 罗荣, 袁超, 等. 军事医学地理研讨课的热点和前沿 [J]. 国外医学 (医学地理分册), 2016, 37 (4): 289-291.

[22]李雪雷, 罗勇军, 吴玉, 等. 中印边境医学地理特点及卫生保障对策[J]. 国外医学 (医学地理分册), 2017, 38 (1): 16-18.

［23］王超臣，朱春雷，罗勇军．新疆维吾尔自治区的医学地理特点及意义［J］．国外医学（医学地理分册），2017，38（2）：107-110.

［24］王超臣，罗勇军．高原作业人员筛选及高原作业能力评估的现状及新指标［J］．人民军医，2016，59（4）：333-334.

［25］王超臣，罗勇军．危重疾病病情评估系统及其高原军事医学意义［J］．人民军医，2016，59（7）：667-669.

［26］王超臣，罗勇军．呼吸训练防治高原病作用研究进展［J］．人民军医，2017，60（5）：515-517.

［27］王超臣，罗勇军．促进高原习服与提高高原作业能力措施研究进展［J］．人民军医，2017，60（3）：316-319.

［28］王超臣，朱春雷，罗勇军．心理应激对高原病的影响及作用机制研究进展［J］．人民军医，2017，60（7）：714-717.

［29］王超臣，罗勇军．我国慢性高原病三级预防体系的建立及意义［J］．人民军医，2017，60（1）：80-82.

［30］高文祥，高钰琪．慢性高原病分型、诊断与治疗的研究进展［J］．第三军医大学学报，2016，38（5）：431-436.

［31］Weston M，Taylor K L，Batterham A M，et al. Effects of low-volume high-intensity interval training (HIT) on fitness in adults： a meta-analysis of controlled and non-controlled trials［J］. Sports Med，2014，44(7)：1005-1017.

［32］Adamson S B，Lorimer R，Cobley J N，et al. Extremely short-duration high-intensity training substantially improves the physical function and self-reported health status of elderly adults［J］. J Am Geriatr Soc，2014，62(7)： 1380-1381.

［33］Scribbans T D，Edgett B A，Vorobej K，et al. Fiber-specific responses to endurance and low volum high intensity interval training： striking similarities in acute and chronic adaptation［J］. PLoS One，2014，9(6)：e98119.

［34］Mueller S M，Aguayo D，Zuercher M，et al. High-intensity interval training with vibration as rest intervals attenuates fiber atrophy and prevents decreases in anaerobic performance［J］. PLoS One，2015，10（2）：e0116764.

［35］Roberts J M，Arth M J，Bush R R. Games in culture［J］. Anthropologist，2009，61（4）：597-605.

［36］陈文彬. 呼吸系统疾病诊疗技术[M]. 北京：人民卫生出版社，2000.

［37］Gosselink R A，Wagenaar R C，Rijswijk H，et al. Diaphragmatic breathing reduces efficiency of breathing in patients with chronic obstructive pulmonary disease［J］. Am J Respir Crit Care Med，1995，151（4）：1136-1342.

［38］张雪峰，邓云青，徐雪芳，等. 影响群体高原习服主观认知因素调查[J]. 中华行为医学与脑科学杂志，2005，14（5）：456.

［39］任忠文，沈卫民，朱广智，等. 驻藏高海拔边防军人的心理卫生状况调查［J］. 中国心理卫生杂志，2000，14（2）：108.

［40］祁生贵，吴天一. 慢性高原病诊断标准及相关研究［J］. 高原医学杂志，2015，25（4）：1-11.

［41］宋桐林，吴玉，沈鹏宇，等. 青年男性急性高原反应与地理因素的关系研究［J］. 局解手术学杂志，2014，23（6）：599-602.

［42］朱红军，毛志晨. 高水平运动员与普通大学生400 m跑后血乳酸和血氨的变化研究［J］. 南京体育学院学报（自然科学版），2008，7（3）：12-14.

［43］罗勇军，周其全. 急性高原卫生防护知识概述［J］. 西南军医，2010，12（6）：1142-1144.

［44］吴天一. 我国青藏高原慢性高原病研究的最新进展［J］. 中国实用内科杂志，2012，32（5）：321-323.

［45］León-Velarde F，Maggiorini M，Reeves J T，et al. Consensus statement on chronic and subacute high altitude diseases［J］. High Alt Med Biol，2005，6（2）：147-157.

［46］崔建华，高亮，邢文荣，等．氧疗在预防慢性高原病中的作用［J］．中国应用生理学杂志，2013，29（5）：391-394.

［47］郗爱旗，张鑫生，吕雪梅．藏药三普红景天胶囊对高原红细胞增多症红细胞变形能力和氧自由基代谢影响的研究［J］．中草药，2000，31（6）：442-444.

［48］Chen Y C, Hsu H H, Kao K C, et al. Outcomes and APACHE Ⅱ predictions for critically ill patients with acute renal failure requiring dialysis［J］. Ren Fail, 2001, 23（1）: 61-70.

［49］Knaus W A, Wagner D P, Draper E A, et al. The APACHE Ⅲ prognostic system. Risk prediction of hospital mortality for critically ill hospitalized adults ［J］. Chest, 1991, 100（6）: 1619-1636.

［50］王荣欣，秦俭，孙长怡，等．英国国家早期预警评分与急诊老年患者预后的相关性分析［J］．中国医药导报，2015，12（13）：72-75.

［51］Arnold R C, Shapiro N I, Jones A E, et al. Multicenter study of early lactate clearance as a determinant of survival in patients with presumed sepsis ［J］. Shock, 2009, 32（1）: 35-39.

［52］Levraut J, Ichai C, Petit I, et al. Low exogenous lactate clearance as an early predictor of mortality in normolactatemic critically ill septic patients［J］. Crit Care Med, 2003, 31（3）: 705-710.

［53］张林玲，程德云．肺康复在慢性阻塞性肺疾病患者中的应用［J］．临床荟萃，2015（3）：353-357.

［54］Varela G, Ballesteros E, Jiménez M F, et al. Cost-effectiveness analysis of prophylactic respiratory physiotherapy in pulmonary lobectomy ［J］. Eur J Cardiothorac Surg, 2006, 1（29）: 216-220.

［55］Arbane G, Douiri A, Hart N, et al. Effect of postoperative physical training on activity after curative surgery for non-small cell lung cancer: a multicenter randomised controlled trial［J］. Physiotherapy, 2014, 100（2）: 100-107.

［56］Morano M T，Araújo A S，Nascimento F B，et al. Preoperative pulmonary rehabilitation versus chest physical therapy in patients undergoing lung cancer resection：a pilot randomized controlled trial［J］. Arch Phys Med Rehabil，2013，94（1）：53-58.

［57］Tarumi S，Yokomise H，Gotoh M，et al. Pulmonary rehabilitation during induction chemoradiotherapy for lung cancer improves pulmonary function ［J］. J Thorac Cardiovasc Surg，2015，149（2）：569-573.

［58］O'Shea S D，Taylor N F，Paratz J. Peripheral muscle strength training in COPD：a systematic review［J］. Chest，2004，126（3）：903-914.

［59］舒为群. 军队环境卫生学［M］. 2版. 北京：军事医学科学出版社，2009.

［60］杨克敌. 环境卫生学［M］. 7版. 北京：人民卫生出版社，2012.

［61］孙殿军. 地方病学［M］. 北京：人民卫生出版社，2011.

［62］中国疾病预防控制中心地方病控制中心. 碘缺乏病防治手册［M］. 北京：人民卫生出版社，2007.

［63］滕瑞涛. 碘缺乏病研究［M］. 沈阳：辽宁科学技术出版社，2011.

［64］杨建伯. 大骨节病病因研究［M］. 哈尔滨：黑龙江科学技术出版社，1998.

［65］于维汉. 中国克山病［M］. 哈尔滨：黑龙江科学技术出版社，2003.

［66］中华人民共和国卫生部. 地方性甲状腺肿诊断标准(WS 276—2007)［S］. 北京：中国标准出版社，2007.

［67］中华人民共和国卫生部. 地方性克汀病和地方性亚临床克汀病诊断（WS/T 104—2014）［S］. 北京：中国标准出版社，2014.

［68］中华人民共和国卫生部. 大骨节病诊断（WS/T 207—2010）［S］. 北京：中国标准出版社，2010.

［69］中华人民共和国卫生部. 克山病诊断（WS/T 210—2011）［S］. 北京：中国标准出版社，2011.

［70］Pagani M，Ravagnan G，Salmaso D. Effects of acclimatisation to altitude on learning [J] . Cortex, 1998, 34 (2) : 243-251.

[71] Lieberman P, Protopapas A, Kanki B G. Speech production and cognitive deficits on Mt.Everest [J] . Aviat Space Environ Med, 1995, 66 (9) : 857-864.

[72] Shukitt-Hale B, Stillman M J, Welch D J, et al. Hypobaric hypoxia impairs spatial memory in an elevation-dependent fashion [J] . Behav Neural Biol, 1994, 62 (3) : 244-252.

[73] Lieberman P, Protopapas A, Reed E, et al. Cognitive defects at altitude [J] . Nature, 1994, 372 (6504) : 325.

[74] Kramer A F, Coyne J T, Strayer D L. Cognitive function at high altitude [J]. Hum Factors, 1993, 35 (2) : 329-344.

[75] Schlaepfer T E, Bärtsch P, Fisch H U. Paradoxical effects of mild hypoxia and moderate altitude on human visual perception [J] . Clin Sci (Lond), 1992, 83 (5) : 633-636.

[76] Cavaletti G, Garavaglia P, Arrigoni G, et al. Persistent memory impairment after high altitude climbing [J] . Int [J] Sports Med, 1990, 1 (3) : 176-178.

[77] Bouquet C, Gardette B, Gortan C, et al. Color discrimination under chronic hypoxic conditions (simulated climb "Everest-Comex 97") [J] . Percept Mot Skills, 2000, 90 (1) : 169-179.

[78] Rosenberg M E, Pollard A J. Altitude-dependent changes of directional hearing in mountaineers [J] . Br J Sports Med, 1992, 26 (3) : 161-165.

[79] Brugger P, Regard M, Landis T, et al. Hallucinatory experiences in extreme-altitude climbers [J] . Neuropsychiatry Neuropsychol Behav Neurol, 1999, 12 (1) : 67-71.

[80] Cavaletti G, Garavaglia P, Arrigoni G, et al. Persistent memory impairment after high altitude climbing [J] . Int J Sports Med, 1990, 11 (3) : 176-

178.

［81］Regard M, Landis T, Casey J, et al. Cognitive changes at high altitude in healthy climbers and in climbers developing acute mountain sickness ［J］. Aviat Space Environ Med, 1991, 62（4）: 291-295.

［82］Richalet J P, Robach P, Jarrot S, et al. Operation Everest Ⅲ（COMEX '97）. Effects of prolonged and progressive hypoxia on humans during a simulated ascent to 8,848 M in a hypobaric chamber ［J］. Adv Exp Med Biol, 1999, 474: 297-317

［83］Bonnon M, Noël-Jorand M C, Therme P. Effects of different stay durations on attentional performance during two mountain expeditions ［J］. Aviat Space Environ Med, 2000, 71（7）: 678-684.

［84］Bahrke M S, Shukitt-Hale B. Effects of altitude on mood, behaviour and cognitive functioning. A review ［J］. Sports Med, 1993, 16（2）: 97-125.

［85］Dykiert D, Hall D, van Gemeren N, et al. The effects of high altitude on choice reaction time mean and intra-individual variability: Results of the Edinburgh Altitude Research Expedition of 2008 ［J］. Neuropsychology. 2010, 24（3）: 391-401.

［86］Kourtidou-Papadeli C, Papadelis C, Koutsonikolas D, et al. High altitude cognitive performance and COPD interaction ［J］. Hippokratia, 2008, 12（1）: 84-90.

［87］Fagenholz P J, Murray A F, Gutman J A, et al. New-onset anxiety disorders at high altitude ［J］. Wilderness Environ Med, 2007, 18（4）: 312-316.

［88］Lowe M, Harris W, Kane R L, et al. Neuropsychological assessment in extreme environments ［J］. Arch Clin Neuropsychol, 2007, 22（Suppl 1）: S89-S99.

［89］Virués-Ortega J, Garrido E, Javierre C, et al. Human behaviour and development under high-altitude conditions［J］. Dev Sci, 2006, 9（4）: 400-410.

［90］Pavlicek V, Schirlo C, Nebel A, et al. Cognitive and emotional processing at high altitude［J］. Aviat Space Environ Med, 2005, 76（1）: 28-33.

［91］Tripathy D, Sanchez A, Yin X, et al. Thrombin, a mediator of cerebrovascular inflammation in AD and hypoxia［J］. Front Aging Neurosci, 2013, 5: 19.

［92］Thakur N, Blanc P D, Julian L J, et al. COPD and cognitive impairment: the role of hypoxemia and oxygen therapy［J］. Int J Chron Obstruct Pulmon Dis, 2010, 5: 263-269.

［93］Chiu G, Chatterjee D, Johnson R W, et al. The impact of acute hypoxiaon learning and memory［J］. Brain Behav Immun, 2010, 24: S40.

［94］美国精神医学学会. 精神障碍诊断与统计手册 (第五版)［M］. 张道龙, 译. 北京: 北京大学出版社, 2016.

［95］美国精神医学学会. 理解 DSM-5 精神障碍［M］. 夏雅俐, 张道龙, 译. 北京: 北京大学出版社, 2016.

［96］高钰琪. 高原军事医学［M］. 重庆: 重庆出版社, 2005.

［97］崔建华, 王引虎. 高原卫生防病知识手册［M］. 北京: 军事医学科学出版社, 2010.

［98］刘新民. 变态心理学［M］. 北京: 人民卫生出版社, 2007.

［99］冯正直. 医学心理学［M］. 北京: 人民卫生出版社, 2011.

［100］钟友彬. 心理咨询与心理治疗［M］. 北京: 人民卫生出版社, 2011.

［101］Gal R, Mangesdorff A D. 心理学手册［M］. 苗丹民, 王京生, 刘立, 译. 北京: 中国轻工业出版社, 2004.

［102］杜建英, 李学义, 庄勇, 等. 急性轻中度缺氧对人的短时记忆能力的影响［J］. 航天医学与医学工程, 1999, 12（4）: 270-273.

［103］李学义, 吴兴裕, 韩厉萍, 等. 急性中度缺氧对注意广度及注意转移

能力的影响［J］.第四军医大学学报，1999，20（1）：71-73.

［104］李学义，吴兴裕，付川，等.急性轻中度缺氧暴露对心理运动及反应时的影响［J］.航天医学与医学工程，2000，13（4）：35-239.

［105］韩国玲.高原低氧对人体认知功能影响的研究［J］.高原医学杂志，2009，19（4）：62-64.

［106］蒋春华，刘福玉，崔建华，等.快速进入极高海拔高原早期视听觉认知功能的变化［J］.高原医学杂志，2009，19（13）：36.

［107］杨国愉，冯正直，汪涛.高原缺氧对心理功能的影响及防护［J］.中国行为医学科学，2003，12（4）：471-473.

［108］杨国愉，冯正直，秦爱粉，等.高原训练期间军人认知功能的追踪研究［J］.第四军医大学学报，2005，26（3）：272-275.

［109］杨国愉，冯正直，刘云波，等.高海拔环境下驻训军人情绪特点的动态研究［J］.第三军医大学学报，2005，27（15）：1531-1533.

［110］杨国愉，刘云波，李维民，等.某进藏工作团体状态——特质焦虑、抑郁状况调查［J］.中国健康心理学杂志.2011，19（4）：408-411.

［111］张俐，刘波.环境因素对高原驻防军人焦虑情绪的影响［J］.中国行为医学科学，2008，17（10）：924-925.

［112］蔡志中，沈定芝，晏明义，等.高原部队野外驻训期间人员心理健康状况调查［J］.人民军医，2008，51（4）：192-193.